THE AUTISTIC SPECTRUM

A Guide for Parents and Professionals

孤独症谱系障碍

家长及专业人员指南

［英］洛娜·温（Lorna Wing）—— 著

孙敦科 —— 译

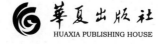

华夏出版社

HUAXIA PUBLISHING HOUSE

为苏珊而作

For Susan

系 列 丛 书

书号	书名	作者	定价
教养宝典			
*0149	孤独症儿童关键反应教学法（CPRT）	[美]Aubyn C.Stahmer 等	59.80
9991	做·看·听·说（第2版）	[美]Kathleen Ann Quill 等	98.00
8298	孤独症谱系障碍儿童关键反应训练（PRT）掌中宝	[美]Robert Koegel 等	39.00
*9941	社交行为和自我管理：给青少年和成人的5级量表	[美]Kari Dunn Buron 等	36.00
*9942	神奇的5级量表：提高孩子的社交情绪能力（第2版）		48.00
*9943	不要！不要！不要超过5！：青少年社交行为指南		28.00
*9944	焦虑，变小！变小！（第2版）		36.00
9852	孤独症儿童行为管理策略及行为治疗课程	[美]Ron Leaf 等	68.00
*9964	语言行为方法：如何教育孤独症及相关障碍儿童	[美]Mary Lynch 等	49.00
*8607	孤独症儿童早期干预丹佛模式（ESDM）	[美]Sally J.Rogers 等	78.00
*9489	孤独症儿童的行为教学	刘昊	49.00
9324	功能性行为评估及干预实用手册（第3版）	[美]Robert E. O'Neill 等	49.00
*5809	应用行为分析和儿童行为管理	郭延庆	30.00
*0005	结构化教学的应用	于丹	69.00
9678	解决问题行为的视觉策略	[美]Linda A. Hodgdon	68.00
9681	促进沟通技能的视觉策略		59.00
9203	行为导图：改善孤独症谱系或相关障碍人士行为的视觉支持策略	[美]Amy Buie 等	28.00
*9496	地板时光：如何帮助孤独症及相关障碍儿童沟通与思考	[美]Stanley I. Greenspan 等	68.00
*9348	特殊需要儿童的地板时光：如何促进儿童的智力和情绪发展		69.00
*9500	社交故事新编(十五周年增订纪念版)	[美]Carol Gray	59.00
*8958	孤独症儿童游戏与想象力（第2版）	[美]Pamela Wolfberg	59.00
8936	发育障碍儿童诊断与训练指导	[日]柚木馥、白崎研司	28.00
0170	孤独症谱系障碍儿童视频示范实用指南	[美]Sarah Murray 等	49.00
0177	孤独症谱系障碍儿童焦虑管理实用指南	[美]Christopher Lynch	49.00
0176	图说社交技能（儿童版）	[美]Jed E.Baker	88.00
0175	图说社交技能（青少年版）		88.00

书号	书名	作者	定价
	生活技能		
*0130	孤独症和相关障碍儿童如厕训练指南（第2版）	[美]Maria Wheeler	49.00
*9463/66	发展性障碍儿童性教育教案集/配套练习册	[美] Glenn S. Quint 等	71.00
*9464/65	身体功能性障碍儿童性教育教案集/配套练习册		103.00
*9215	孤独症谱系障碍儿童睡眠问题实用指南	[美]Terry Katz	39.00
*8987	特殊儿童安全技能发展指南	[美]Freda Briggs	42.00
*8743	智能障碍儿童性教育指南	[美]Terri Couwenhoven	68.00
*0206	迎接我的青春期：发育障碍男孩成长手册	[美]Terri Couwenhoven	29.00
*0205	迎接我的青春期：发育障碍女孩成长手册		29.00
	与星同行		
*0109	红皮小怪：教会孩子管理愤怒情绪	[英]K.I.Al-Ghani 等	36.00
*0108	恐慌巨龙：教会孩子管理焦虑情绪		42.00
*0110	失望魔龙：教会孩子管理失望情绪		48.00
*9481	喵星人都有阿斯伯格综合征	[澳]Kathy Hoopmann	38.00
*9478	汪星人都有多动症		38.00
*9479	喳星人都有焦虑症		38.00
*9537	用火车学对话：提高对话技能的视觉策略	[美] Joel Shaul	36.00
*9538	用颜色学沟通：找到共同话题的视觉策略		42.00
*9539	用电脑学社交：提高社交技能的视觉策略		39.00
*9800	社交潜规则（第2版）	[美]Temple Grandin	68.00
*9090	我心看世界（最新修订版）		49.00
*7741	用图像思考：与孤独症共生		39.00
8573	孤独症大脑：对孤独症谱系的思考		39.00
*8514	男孩肖恩：走出孤独症	[美]Judy Barron 等	45.00
8297	虚构的孤独者：孤独症其人其事	[美]Douglas Biklen	49.00
9227	让我听见你的声音：一个家庭战胜孤独症的故事	[美]Catherine Maurice	39.00
8762	养育星儿四十年	[美]蔡张美铃、蔡逸周	36.00
*8512	蜗牛不放弃：中国孤独症群落生活故事	张雁	28.00
*9762	穿越孤独拥抱你		49.00

书号	书名	作者	定价
经典教材|工具书|报告			
0127	教育研究中的单一被试设计	[美]Craig Kenndy	88.00
*8736	扩大和替代沟通（第4版）	[美]David R. Beukelman 等	168.00
9707	行为原理（第7版）	[美]Richard W. Malott 等	168.00
9426	行为分析师执业伦理与规范（第3版）	[美]Jon S. Bailey 等	85.00
*8745	特殊儿童心理评估（第2版）	韦小满、蔡雅娟	58.00
8222	教育和社区环境中的单一被试设计	[美]Robert E.O'Neill 等	39.00
*8202	特殊教育辞典（第3版）	朴永馨	59.00
*9715	中国特殊教育发展报告（2014-2016）	杨希洁、冯雅静、彭霞光	59.00

新书预告			
出版时间	书名	作者	估价
2022.04	社交技能培训实用手册：70节沟通和情绪管理训练课	[美]Jed E.Baker	88.00
2022.04	看图学社交	徐磊 等	88.00
2022.04	长大成人：孤独症谱系人士转衔指南	[加]Katharina Manassis	59.00
2022.04	相处的密码	[美]Carol Gray	28.00
2022.04	应用行为分析与儿童行为管理（第2版）	郭延庆	49.00
2022.04	孤独的高跟鞋：PUA、厌食症、孤独症和我	[美]Jennifer O'Toole	49.00
2022.04	执行功能提高手册	[美]James T. Chok	48.00
2020.04	孤独症儿童同伴干预指南	[美]Pamela J. Wolfberg	88.00
2022.05	学校影子老师工作纲要	[新]亚历克斯·利奥 W.M.	39.00
2022.06	课程本位测量入门指南（第2版）	[美]Michelle K. Hosp 等	69.00
2022.06	融合教育学校教学与管理	彭霞光	59.00
2022.06	职场潜规则：以孤独症视角解析职场奥秘	[美]Brenda Smith Myles	49.00
2022.06	微笑魔法书：我的第一本职场手册	[美]Kirt Maanecke	39.00
2022.06	功能分析应用指南	[美]Adel Najdowski	68.00
2022.06	家庭干预实战指南	[日]上村裕章	59.00
2022.06	成人养护机构实战指南	[日]村本净司	59.00
2022.08	逆风起航：新手家长养育指南	[美]Mary Lynch Barbera	59.00
2022.08	走进职场：阿斯伯格人士求职和就业完全指南	[美]Gail Hawkins	49.00

书号	书名	作者	定价
孤独症入门			
*7658	孤独症谱系障碍：家长及专业人员指南	[英]Lorna Wing	36.00
*9879	阿斯伯格综合征完全指南	[英]Tony Attwood	78.00
*9081	孤独症和相关沟通障碍儿童治疗与教育	[美]Gary B. Mesibov	49.00
*0157	影子老师实战指南	[日]吉野智富美	49.00
*0014	早期密集训练实战图解	[日]藤坂龙司等	49.00
*0119	孤独症育儿百科：1001个教学养育妙招（第2版）	[美]Ellen Notbohm	88.00
*0107	孤独症孩子希望你知道的十件事（第3版）		49.00
*9202	应用行为分析入门手册（第2版）	[美]Albert J. Kearney	39.00
融合教育			
9201	"你会爱上这个孩子的！"（第2版）	[美]Paula Kluth	98.00
*0078	遇见特殊需要学生：每位教师都应该知道的事	孙颖	49.00
9497	孤独症谱系障碍学生课程融合（第2版）	[美]Gary Mesibov	59.00
9329	融合教育教材教法	吴淑美	59.00
9330	融合教育的理论与实践		69.00
*9228	融合学校问题行为解决手册	[美]Beth Aune	30.00
*9318	融合教室问题行为解决手册		36.00
*9319	日常生活问题行为解决手册		39.00
8957	给他鲸鱼就好：巧用孤独症学生的兴趣和特长	[美]Paula Kluth	30.00
*9210	资源教室建设方案与课程指导	王红霞	59.00
*9211	教学相长：特殊教育需要学生与教师的故事		39.00
*9212	巡回指导的理论与实践		49.00
8338	靠近另类学生：关系驱动型课堂实践	[美]Michael Marlow 等	36.00
*7809	特殊儿童随班就读师资培训用书	华国栋	49.00

标*号书籍均有电子书

微信公众平台：**HX_SEED**（华夏特教）

微店客服：**13121907126**（同微信）

天猫官网：**hxcbs.tmall.com**

意见、投稿：**hx_seed@hxph.com.cn**

联系地址：北京市东直门外香河园北里 4 号（**100028**）

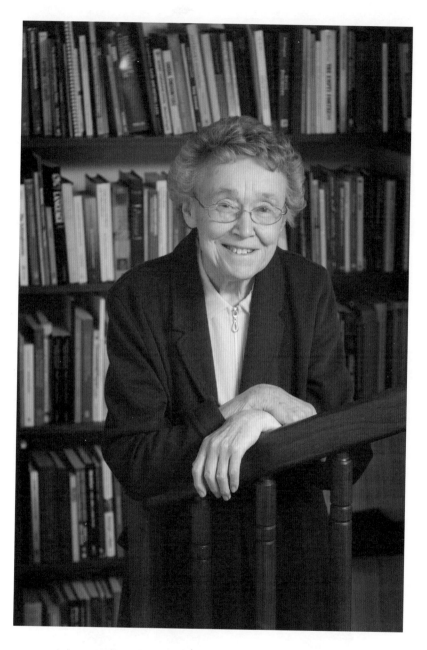

洛娜·温博士（Dr. Lorna Wing, 1928.10.7—2014.6.6），
摄于 2008 年，八十华诞前夕。

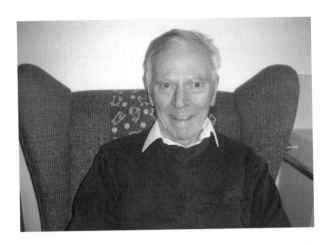

　　约翰·温（John Wing, 1923—2010），英国著名的精神病学医生，1966年与洛娜·温合作出版了孤独症领域具有突破性意义的著作《儿童早期孤独症：临床、教育和社会领域的观点》（*Early Childhood Autism:Clinical, Educational and Social Aspects*）。在改革开放初期，约翰是最早访问中国的世界卫生组织的官员之一。遵照约翰的遗嘱，洛娜把他的大脑捐赠给"孤独症及相关发育障碍研究用大脑库"，并于2011年8月安排在故去后把自己的大脑也捐赠出去。至此，洛娜一家三口的大脑都将用于科学研究。

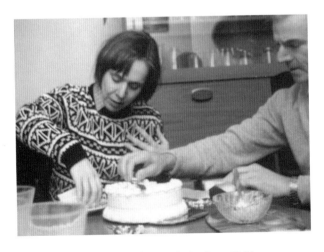

约翰和爱女苏姗一起切生日蛋糕。

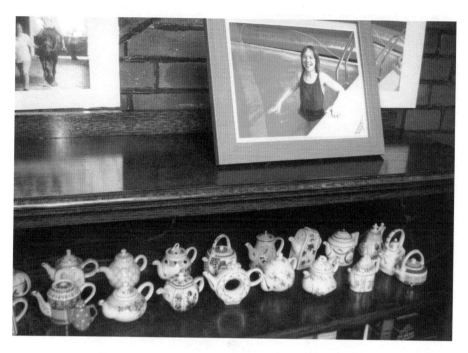

　　洛娜·温博士的爱女苏姗有孤独症，喜爱陶瓷品收藏。2005年因饮水过度，血液严重稀释，突发心脏病，不幸去世。图为苏姗（照片中着泳装者）和她的收藏。

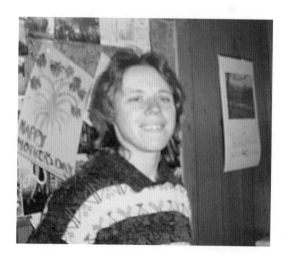

中年苏姗（1956—2005）的家居照。

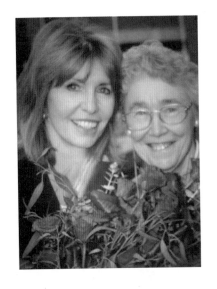

鉴于洛娜·温博士对英国孤独症协会所做出的杰出贡献，以及她对大自然和园艺的热爱，人们选育了一个专门品种的玫瑰，命名为"洛娜·温玫瑰"。简·阿舍（Jane Asher）是英国孤独症协会会长，也是英国著名的演员。图为2002年简·阿舍向她敬献"洛娜·温玫瑰"后合影。

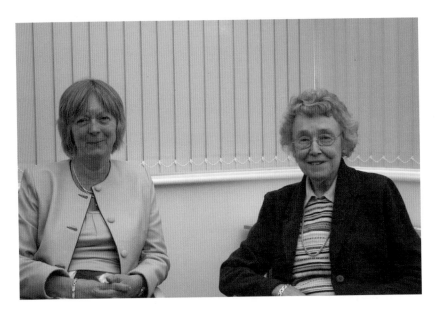

洛娜·温在从英国医学研究理事会（BMC）精神病学组退休之后，于1991年和她的长期合作者朱迪丝·古尔德博士（Dr. Judith Gould）一起建立了"社会交往及交流障碍中心"（现更名为"英国孤独症协会洛娜·温孤独症中心"）。图为洛娜和朱迪丝在洛娜·温孤独症中心。

再 版 序

洛娜·温博士不仅在这一领域是国际上知名的顶级专家，同时也是一位具有实事求是的科学态度，勇于探索并极具开放精神而得到同行极高评价和敬重的女士！她把自己的一生都奉献给孤独症的实践研究和为孤独症儿童、成人及其家人的服务工作，并陪伴患孤独症的女儿直到女儿中年走完人生最后日子的历程。我认为，洛娜博士带给这一领域的意见，无论是对专业人士还是对患者的亲人都是慎言、真言和坦言！这些也都是十分宝贵的！

去年得知本书即将要再版我并不感到很意外，因为前几年就听说本书已全部售出并不断有读者询问出版社和协会，此书何时能够再版。不感到意外的最主要原因是我认为受欢迎的好书是一定会有机会再版的。在经过译著者孙敦科教授的多番努力，与洛娜·温博士本人和她的指定助手朱迪丝·古尔德（Judith Gould）博士取得联络，再与华夏出版社反复磋商后，本书终于得以再版。这么多年过去了，这本书仍然是从事孤独症及相关领域工作的专业人士和非专业人士必读的经典书籍，并且常读常新！祝贺本书得以再版，感谢孙敦科教授为此做出的努力！感谢孤独症儿童和家人的朋友刘娲女士和华夏出版社！

洛娜·温博士已八十多岁高龄，她不仅是一位杰出的医生还是一位坚强的母亲，一位好妻子！为了陪伴女儿，护理身患重疾的丈夫，她一再放弃我们邀请她访问中国的机会。在接连送走最亲爱的人之后，洛娜也已十分虚弱，然而她并没有离开她一生所奉献的事业。在一年多以前洛娜还参加了有关孤独症专题的研讨会，并接受了瑞典著名儿童精神病学家克里斯托弗·吉尔伯格教授（Christopher Gillberg）的访谈（详见本书附录），对近十多年来涉及孤独症谱系障碍领域既重要又普遍受到的关心的理论研究进展和临床诊疗问题作了深入浅出的科学阐述，并对疾病的核心缺陷问题以及基于现在科学研究的基础上能够为患者做些什么，提出自己的看法和具体实用的指导建议。作为多年从事临床的儿童精神科医生，我看后感觉受益匪浅。其中有三个大家最为关心的问题。

一是有没有一个测试能确定是或不是孤独症的诊断？

洛娜回答说，至今为止还没有一个能够做出肯定或否定诊断的测试，诊断中最重要的还是得依靠全面而详细地搜集患者从幼儿期起的所有情况，除了社会交往、交流方面的表现，还包括语言、运动、感官和行为表现等，以便对该儿童的发育有全面的了解及正确的评估。她对基于观察的一类诊断方式，如孤独症诊断观察量表（Autism Diagnostic Observation Scheddule，ADOS）的态度是"可以用的"。洛娜博士他们自己用心理测试（主要是 DISCO），因为"很有效"，"可以帮助我们了解患者"。

二是如何看待目前的主要干预方法。

洛娜博士首先指出，制定方必须对孤独症非常了解，利用他们的长处和兴趣来与他们互动；给他们营造一个有规律有秩序的环境，使他们感到愉快又安全，逐步使他们有限的能力得以扩展，一步一步地帮助他们学习接受这个世界，在这个世界上生活，这需要很长的时间。在干预问题上，洛娜博士特别提到，"我从来不认为什么东西是万能的"，"制定干预计划时一定不要被各种治疗方法和药物所误导"，"唯一能做的是理解他们"。

三是孤独症的核心缺陷是什么以及共病的问题。

洛娜认为孤独症的缺陷是"缺乏社交直觉"，"缺乏社会想象力"；他们不能想象自己的行为会对自己和他人造成什么样的影响和后果。不会体察他人的感受，也就无从了解社会，周围陌生的世界存在的各种规则使他们感到恐惧，也就不容易接受这个世界。她认为孤独症不仅可以和任何生理疾病共病，也可以和任何精神疾病及任何发育障碍共病。

在这里，我只是想通过强调洛娜博士提出的看法和建议，来表达我对一生致力于追求孤独症的真谛，解读孤独症之谜的科学家的敬仰之情和感谢之情，因为她为我们指出了一条路，也传递给我们一种精神！

孤独症案例在我国的发现至今也已整30年，对于孤独症从专业人士都不认识到现在孤独症人士频频出现在公众视野；从心理专科医院都没有专科门诊到现在不仅大中城市的心理专科医院就连大部分综合医院的儿科、儿童保健科都有诊疗孤独症的地方；从国家的政策、文件里从未提及"孤独症"到两年前卫生部专门制定孤独症诊疗指南并以文件形式下发各级所属单位；从孤独症在科研项目中没有立项到全国医院、高等院校以及各相关科研单位申请到科研课题，且科研经费比较充足，参加人员不少，大有对孤独症形成大围攻、大包抄之势！现在国家经济有实力了，社会文明程度提高了，比以往的任何时候的科研条件都好，真诚希望我国在此领域有像洛娜·温博士那样的科学工作者不断涌现。临床医学家、心理学和教育学家们勤于思考，勇于探索，脚踏实地，实事求是地对孤独症及相关疾病在临床诊断、康复训练、发病原因等方面总结出我们自己的经验、特点、理论，并找到方法来进一步指导实践，服务于广大孤独症儿童、成年人士及其家庭！这不仅会造福于我国的孤独症患者，也对世界科学进步做出贡献！

北京大学医学部教授
北京大学第六医院主任医师
北京市孤独症儿童康复协会会长

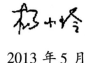

2013 年 5 月

中 文 版 序

　　我和孙敦科教授之间书信往返已经超过十二年了，开始是互通信件，后来是电子邮件。这种长期联系的缘起，是孙敦科教授把我写的第一部书《孤独症儿童——家长与专业人员指南》译成了中文。当我了解到，在一个遥远的国家里，家有孤独症儿童的父母们会从中获益，我真的感到非常高兴。现在，更加令人高兴的是，孙敦科教授已经完成了《孤独症谱系障碍》一书的翻译。写作这本书是因为，作为一名精神科医生，在行医过程中与所有的父母会见时，我学到了大量的新知识，为此，我希望将我的第一本书的内容更新。最重要的新的领悟之一是，孤独症可能会呈现各种不同的形态，远比先前以为可能的情况要宽泛得多。孤独症是一种谱系障碍，不仅仅是单一的、特定的疾病。

　　我还有一个孤独症女儿，母亲的身份使我对孤独症谱系障碍的了解比仅仅从事专业工作所可能获得的了解更深刻。不幸的是，我的女儿苏珊两年前故去。父母们、祖父母们对残疾的孩子、脆弱的孩子尤为亲切，对所有孤独症孩子们也是如此。我们仍然怀念苏珊，在与许多不同国家的其他家庭的联系和友谊中获得安慰。由于我和孙敦科教授之间的友谊，我对于有着孤独症儿童的中国家庭，尤其感到亲切，虽然我们还从来没有见过面。

　　如同我在第一本书的序言结尾时那样，我要向所有关怀孤独症儿童和成人的中国家庭和专业人员致以最热烈的问候。

Lorna Wing

2007 年 10 月

前　言

本书第一版写于 1970 年，当时的书名叫《孤独症儿童——家长与专业人员指南》。现在的这本书仍然遵循与原先相似的计划，但是几乎已经全部改写。30 年前，人们的兴趣主要集中在凯纳（Leo Kanner）所描述的典型孤独症。当时许多专业人员仍然强烈地持有这样的理论：孤独症是由于冷漠、机械的养育形式所造成的。人们对孤独症患者的成年生活情况知之甚少。从那时起，人们逐渐认识到存在着比凯纳氏综合征更广泛的谱系障碍。孤独症谱系障碍是由于大脑功能失调所引起的发育障碍，这一事实现在已经得到普遍的承认；而且人们对成年孤独症患者的生活情况已经了解颇多。

虽然激烈的争论仍然像在 1970 年那样多，但是现在的科学探索集中在诊断标准的说明，各类亚群的区分（可能病因不同，或者治疗方法也不同），谱系障碍范围的确定，神经病理学研究及其在心理机制和明显行为的表达方式等方面。除了理性的争论之外，有关各种各样所谓的治疗方法或者治愈方法的激烈论战也风行一时。每一种方法在出现时犹如绚丽的火箭上天，然后逐渐销声匿迹，"其兴也勃焉，其亡也忽焉"。

尽管有关孤独症障碍的可靠知识有了增加，但并没有产生出任何能够治愈它的治疗方法。真正的进展在于：人们懂得了应当如何去创造一种环境，创造出能够使障碍降低至最低限度，使潜在的技能得到最大限度发展的日常计划。尽管收获很大，但是并不能够改变神经方面和心理方面的根本障碍。科学研究和临床的经验已经证明：到了成年期，其结果有天壤之别，从完全不能独立，到能够独立生活（尽管还存在着残留的障碍）。对于孩子病情最为严重的家长来说，人们很难把有关孩子未来的事实告知他们。对于一部要面向各种能力水平、各种年龄段儿童和成人的家长的作品，本书作者处于进退两难的境地：应当在多大程度上把整个事实告诉大家呢？但是，即使值得隐瞒真相，由于各种文章、图书、录像、电视节目和故事片的存在，这样做也变得越来越困难了。大多数家长也的确希望了解全部事实，无论是正面的，还是负面的，为的是他们能够制订出一份现实的行动计划。①

与 1970 年的版本中一样，我仍用复数"parents"来称呼家长。但是，跟 1970 年时不同，我现在意识到，孤独症障碍儿童的单亲家长数量越来越多。在读到用复数形式称呼的家长时，意思可能是指单个家长，或者可能是指与伴侣共同承担这项任务的家长。除了所有其他的变化之外，讨厌的"政治正确"（Political Correctness）原则也投下了长长的阴影，我也只好顺应其要求。在第一版中，曾经使用的术语是"孤独症儿童"（autistic children），医生、心理学家以及孤独症儿童都称之为"他"（he），而教师总是称之为"她"（she）。现在，对于并非站在"政治正确"运动前列的人而言，这些自动的假设似乎是错误的。现在使用的术语是"有孤独症或孤独症谱系障碍的儿童或成人"（children/adults with autism/autistic spectrum disorders）。为了避免性别归属，只要有可能，不管是指单数还是复数，代词一律使用"他们"（they，them，their）。在英国教育与技能部的术语中，"智力障碍"（mental handicap）已经被"学习困难"（learning difficulties）所取代，然而英国卫生部却称之为"学习障碍"（learning disabilities），这就更加容易被混淆。在本书中，除了泛指各种障碍，我选用教育与技能部使用的术语。新术语旨在消除歧视，却使表达方式不够妥当。而且我不知道，在现实生活中，对于有残疾的

---

①译注：2005 年作者再次强调："在英国，从事孤独症领域工作的人士一致认为：一种结构化的、安排合理的、能够预期的日常课程，只要它的教学活动是该儿童力所能及和喜欢的，而且是由训练有素的、有经验的工作人员来主持的，就是帮助该儿童取得尽可能多的进步的最佳途径。至于选择类型众多的课程之中的哪一种，实际上并不重要，只要该课程是结构化的、安排是合理的就可以。然而，没有任何一种提到的课程、药物治疗或饮食疗法能够治愈孤独症。有用的疗法能够改善行为问题，促进技能发展，但是并不能改善最基本的社会交往和沟通方面的问题。近年来还没有出现过任何有益的新疗法。"

男女，这究竟有什么区别？

与1970年版本的另一个不同之处是，现在人们可以获得许多关于孤独症障碍的图书，其中有一些已经在书末的阅读书目中列出。大部分都是专门研究该主题的某一方面的内容。本书是一种概括的介绍，旨在引领读者去阅读比较专门的教科书。成年孤独症女儿的家长，以及具有研究与临床经验的专业人员的双重身份，使我对孤独症的领悟是任何其他单一身份的人所无法企及的。也许，本书还能够使家长与专业人员彼此了解更多些，从而增加每一方能够给予孤独症谱系障碍儿童与成人的那份帮助。

孤独症儿童与成人，无论他们身居何处，他们都有着同样的基本行为模式。每当不同国家的家长会面时，文化的阻隔就会融化，人们从而得以分享共同的经验。本书的原版曾经被翻译成各种语言（最新的是中文版），现在全世界的家长和专业人员都在读这本书。我希望，这本新版书会如同第一版那样，能够超越种种阻隔。

目　　录

第一部分　孤独症谱系障碍描述

第二部分　帮助的途径

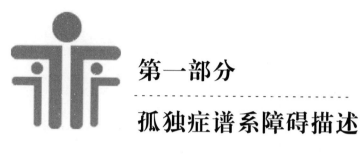

第一部分

孤独症谱系障碍描述

第一章　历　史

早在孤独症被认识和命名之前，具备所有孤独症表现形式的儿童和成人可能就已经出现在我们的生活中了。也许这就是古代传说中"仙女偷换下来的"孩子。人们相信，是仙女偷走了人类的婴儿，换下了一个仙女的孩子。在某些版本中，这个偷换下来的孩子非常漂亮，但是与人类社会格格不入，对人态度疏远。

乌塔·弗里思（Uta Frith）在《解释孤独症之谜》（*Autism：Explaining the Enigma*）一书中，根据传说和历史，提供了一些引人入胜的实例，这些人可能具有各种不同形式的孤独症障碍。我最喜欢的是关于裘纳普修士（Brother Juniper）的传说。它源自一本关于圣弗朗西斯（St Francis）早期追随者的神话集①。关于这个可爱的人物有许多故事，其中一个讲述了他在朝圣时的一件事：罗马公民前来欢迎他，他却不加理会，注意力反而被一架秋千所吸引，人们感到非常吃惊。而且在人们回家之后的很长时间里，他还在继续玩秋千。他的故事说明了他完全不能理解社交场合的规则，也不能理解其他兄弟心中对他产生的那份混合着恼怒的钟爱之情。

1801 年 1 月，一位名叫伊塔尔（Jean-Marc-Gaspard Itard）的法国医生负责照料一个被称为"阿维龙森林野孩子"的 12 岁男孩维克多（Victor）。人们在维克多生活的荒野丛林中发现他，并最终在 1800 年捉住了他。维克多的行为非常奇特，而且不会说话。伊塔尔认为，这可能是因

---

①译注：裘纳普修士和弗朗西斯神父以及其他七位修士生活在意大利阿西西山上。裘纳普修士是修士中最慷慨的一位，哪怕是自己没有衣服穿，他也能把身上的长袍脱给某个需要帮助的人。

为他从小就与人类隔绝的缘故。当时另一位著名的医生皮内尔（Philippe Pinel）不同意伊塔尔的说法，他认为维克多生来就有严重的学习障碍。一位专门从事言语、听力和语言研究的心理学家哈兰·莱恩（Harlan Lane），把伊塔尔关于维克多的论文收集到他出版的《阿维龙森林野孩子》（*The Wild Boy of Aveyron*）一书中。现在来阅读这段叙述，人们就可能明白，维克多的行为表现非常像一个孤独症儿童。有关他的行为表现的所有故事，生活在当今的任何一个家有典型孤独症孩子的家长都会非常熟悉，尽管二者在时间上相差两个多世纪。人们在浏览伊塔尔的描述时，会发现一个接着一个的实例，以下只是少数几个。维克多始终没有学会说话。伊塔尔描述到，每当他想乘坐手推车时，他往往会拉着某个人的手臂，把他们的双手放在手推车的把手上，然后他会爬进车里等待别人推着他走。伊塔尔花费了几个小时，试图教维克多玩各种玩具。结果不仅没有成功，反而使维克多对这些活动很不耐烦，以致在他独自玩的时候把玩具都弄坏了。人们注意到，维克多具有"对秩序的明显嗜好"，如果把一件物品挪动了地方，他会很不高兴，非得搬回来不可。

一些人接受了伊塔尔的理论：维克多的行为是因为他从婴儿时期开始就与人类隔绝。但是，从能够获得的文献来看，人们首次见到维克多似乎是在 1797 年，当时他可能已经 9 岁或 10 岁。他全身赤裸，靠能够找到的坚果、水果以及任何块茎蔬菜为生，偶尔也有当地农民给他食物。他的喉咙上横着一条厚厚的伤疤，这说明有人曾经试图杀害他。这可能因为他是一个孤独症儿童，人们难以应付，所以在法国大革命之后的困难时期，他跟父母失散了或者被父母遗弃了。

伊塔尔的故事非常有趣，非常动人，包含了他着手教那个孩子学习的一些方法细节。他的思想传给了他的学生爱德华·塞甘（Edouard Seguin），然后又传给了玛丽亚·蒙台梭利（Maria Montessori），至今仍然影响着特殊教育的方法。

几年后的 1809 年，英国的约翰·哈斯拉姆（John Haslam）讲述了一个在 1 岁时得过严重麻疹的男孩的故事①。他后来的行为跟有孤独症障碍的那类孩子的行为非常相像，他的言语经常重复，具有冲动的攻击性行为。他在 5 岁时被收入伯利恒皇家医院（Bethlem Royal Hospital）②。

一个世纪之后，在 1919 年，一位美国心理医生莱特纳·威特默（Lightner Witmer）写过一篇关于一个 2 岁 7 个月的男孩堂（Don）的论文③。那个男孩的行为像一个典型的孤独症孩子，他被威特默所在的特殊学校收留。经过很长时间的个别教学，他在学业和实用技能等方面取得了进步。

这些作者仅仅描述了特别的个体，但没有考虑是否还存在另外一些具有相似问题的个体。20 世纪上半叶，人们的思想发生了大步的跨越，不同的作者写下了成群的具有奇特行为模式的孩子的故事。他们中的每一个人都以为他/她已经识别出了一种特定的疾病，但是在他们所描述的各种行为特征方面存在着大量的交叉现象。尤其是，他们所涉及的所有孩子在与他人的互动方式方面都存在异常。现在，除了利奥·凯纳（Leo Kanner）和汉斯·阿斯伯格（Hans Asperger）的著作之外，大部分作者的著作已经很少有人引用了。

在美国的利奥·凯纳认识到，许多来他的诊所就诊的儿童具有共同的异常行为模式，他把这种行为模式命名为"婴幼儿孤独症"（early in-fantile autism）。他在 1943 年发表了有关这一疾病的原始论文④，对这些孩子的行为进行了详尽的描述，但只选择某些特征作为诊断用的关键特征。这些特征是：严重缺乏与他人的感情（情感）接触；在自我选择方面（self-chosen）强烈坚持同一性；往往有奇异的、复杂的重复常规；不会说话或者言语显著异常；在操作物品方面达到痴迷的程度并且非常灵

---

①原注：Haslam, J.（1809）Cases of insane children. *Observations on Madness and Melancholy*. London：Haydon, pp. 185 – 206.

②译注：英国第一家精神病院，以对待精神病人异常残酷野蛮而臭名昭著。

③原注：Witmer, L.（1919—22）Don：A curable case of arrested development due to a fear psy-chosis in a three – year – old infant. *Psychological Clinics*, 13, 97 – 111.

④原注：Kanner, L.（1943）Autistic disturbances of affective contact. *Nervous Child*, 2, 217 – 250.

巧；各项视觉—空间技能水平很高；机械记忆能力与在其他领域的学习障碍形成对比；外表漂亮、活泼、聪明。后来他建议，这些特征中的前两项足以用来诊断。他还强调，这种疾病在出生时或者在出生头 30 个月之内就会呈现出来。凯纳认为他描述的综合征是独特的，不同于其他的儿童疾病。人们对凯纳的著作起初兴趣并不大，过后才有了浓厚的兴趣，而现在则已经在不同的国家成为众多研究项目的关注中心。

1944 年，奥地利的汉斯·阿斯伯格发表了他的第一篇论文[1]，介绍一群具有现在称之为阿斯伯格综合征（Asperger's Syndrome）的另外一种行为模式的孩子和青少年。被他选作重要特征的是：对他人天真、不恰当的社会性亲近；对特定的主题有着强烈的、局限的兴趣，如铁路时刻表；语法很好、词汇量很大，但是独白式的言语只用来进行独白，而不是进行双向的交谈；动作协调不良；能力水平处在临界一般或超常的范围，但是往往在一个或两个学科方面存在特定的学习障碍；明显缺乏常识等。这些问题很早就会呈现出来，但是家长们往往要等到孩子 3 岁之后才会发觉。阿斯伯格认为，他描述的综合征与凯纳的孤独症不同，虽然他承认在二者之间也存在着许多相似之处。阿斯伯格是在第二次世界大战行将结束的时候用德语发表的论文，过了很长一段时间，在英语文献上才出现了有关这一主题的论文。只是到了最近的 20 年，他的著作才在欧洲大陆之外广为人知。

1962 年，世界上第一批为孤独症家长和专业工作人员服务的志愿者协会相继在英国和美国成立。虽然最初的注意力集中在凯纳氏综合征（Kanner's Syndrome）上，但是不久人们就清楚地认识到，有许多儿童并不精确地符合凯纳的描述，可他们有着相似的问题，因而需要相似的帮助。在这些协会的努力下，通过媒体宣传，孤独症的存在已经越来越多地被公众所了解。有孤独症障碍的人士的形象已经出现在虚构的故事中，例如影片《雨人》（*Rain Man*）。

对于孤独症的定义，以及孤独症与其他一些儿童期残疾，包括与各

---

①原注：Asperger, H. (1944) Die autistischen Psychopathen im Kindesalter. *Archiv für Psychiatrie und Nervenkrankheiten*, 117, 76 – 136.

种学习障碍和语言障碍之间的关系，人们始终存在着不同的意见。20 世纪 70 年代，我的同事朱迪丝·古尔德和我决定对这些问题进行调查①。我们考察了伦敦一个地区（原坎伯威尔区）所有 15 岁以下有着躯体或者学习障碍或者行为异常的孩子，无论他们残疾的轻重程度。我们确认出一群儿童有典型的凯纳氏孤独症，但同时又发现了更多具有许多孤独症行为特征却并不完全符合凯纳标准的儿童，还有少数儿童具有阿斯伯格所描述的行为模式。在进行该项研究的时候，我们还不熟悉阿斯伯格所描述的这种行为模式。现在我们已经知道，如果当时我们能够把在主流学校就读的那些孩子也包括进来，无疑我们会发现更多有阿斯伯格综合征的儿童。该项研究的主要发现是：第一，凯纳氏综合征和阿斯伯格综合征都是影响到社会互动和沟通的、范围更广的障碍中的两个亚群；第二，这些综合征可能与任何一种智力水平相联系；第三，它们可能与各种各样的身体发育方面的疾病或者精神疾患相联系。人们还清楚地知道：虽然学习障碍常常和孤独症障碍同时出现，但是也可能并不与孤独症相联系。

有关孤独症谱系障碍概念的演变

随着时间的推移，人们对孤独症的概念认识发生了重大的变化。在人们对大脑和行为之间的关系没有任何了解之前，超自然的起因说被提了出来——"被偷换了的孩子"或者"着了魔"等。在"阿维龙森林野孩子"维克多这个案例中，一些人相信他在婴儿时就被遗弃了；就像罗慕路斯和雷穆斯（Romulus and Remus）一样，都是由狼抚养长大的。这被用来解释那些在荒野中找到的孩子的案例——虽然考虑到喂养和抚育一个人类婴儿的实际细节，这种情况几乎是非常不可能的。

---

① 原注：Wing, L. and Gould, J. (1979) Severe impairments of social interaction and associated abnormalities in children: epidemiology and classification. *Journal of Autism and Childhood Schizophrenia*, 9, 11 – 29.

到了 19 世纪末，精神病医生亨利·莫兹利（Henry Maudsley）提出了可能在儿童身上出现"神经错乱"的观点[1]。这一词语没有精确的意义，但是往往用来作为对怪异、奇特行为的一般称呼。现在，人们认为孤独症谱系障碍范围的种种障碍符合上面的描述，因而曾经被分类为"儿童期精神病"。

在 20 世纪的前几十年中，精神分析理论在很大程度上影响着专业人员和公众的态度。在凯纳发表他的第一篇关于"婴幼儿孤独症"的论文之后，许多人曾经认为，孤独症是一种情感障碍，而不是身体障碍；所有问题都是由于父母养育子女的方式不当引起的。这一认识的后果是灾难性的——它加剧了那些家长们的痛苦：他们生养了自己无法理解其行为的孩子，这使他们感到愧疚，也毁灭了他们帮助自己孩子的信心。

直到 20 世纪 60 年代，关于孤独症障碍本质的全新概念才开始出现。对普通儿童发育和各种语言障碍的研究，以及有关凯纳氏孤独症成果的研究，尤其是迈克尔·路特（Michael Rutter）和他的同事所进行的研究[2]，引起了概念上的重大变化。这项成果表明：孤独症儿童的行为是由发育方面的种种障碍所引起的，始于出生时或者婴幼儿期；只有从这个观点来看问题才有意义。随着有关大脑功能以及大脑功能可能发生障碍的知识的日益增加，人们已经清楚引起孤独症的原因是身体方面的，与父母抚育孩子的方式毫无关系。现在几乎已经没有人再来指责家长们，但是这种陈旧观念的痕迹继续存留在一些专业人员以及一些世俗的人们身上，仍然会引起态度冷漠的家长们的相当不快。

一些儿童精神病医生曾经认为，孤独症障碍是儿童期精神分裂症的一些表现形式。可是伊斯雷尔·科尔温（Israel Kolvin）和他的同事在 20 世纪 70 年代进行的一系列研究[3]，论证了孤独症和发生在儿童期的罕见

---

[1]原注：Maudsley, H. (1867) Insanity of early life. *In*, *Physiology and Pathology of the Mind*, *First edition*. New York：Appleton, pp. 259 – 293.

[2]原注：Rutter, M. (1968) Concepts of autism：a review of research. *Journal of Child Psychology and Psychiatry*, 9, 1 – 25

[3]原注：Kolvin, I. (1971) Studies in the childhood psychoses：I. Diagnostic criteria and classification. *British Journal of Psychiatry*, 118, 381 – 384.

精神分裂症之间存在着种种区别。

在 20 世纪 70 年代和 80 年代，由于上面提到的在坎伯威尔的研究成果，以及瑞典的克里斯托弗·吉尔伯格（Christopher Gillberg）和他的同事的研究成果①，人们开始认真地考虑和提倡一种新的概念，即凯纳氏孤独症仅仅是范围更广的孤独症谱系障碍的一个组成部分。这种观点在研究方面和临床实践方面的意义，至今还在研究当中。

孤独症障碍概念的这种变化可以从国际上两大精神疾病和行为障碍分类体系的演变历史中看出来，即世界卫生组织出版的《国际疾病与相关健康问题统计分类》（ICD）和美国精神疾病协会出版的《精神疾病诊断及统计手册》（DSM）。第一版 ICD 根本没有包括孤独症。在第八版的 ICD（1967 年）中，孤独症仅仅作为精神分裂症的一种形式被提及，而在第九版中则被列在"儿童期精神病"的标题下。

第十版的 ICD（1992 年）以及 DSM 的第三版（1980 年）、第三版修订版（1987 年）、第四版（1994 年）②都采取了现代的观点：存在着孤独症谱系障碍，这些都是发育障碍，而不是"精神病"。在两大分类体系中使用的名称是"广泛性发育障碍"（pervasive developmental disorders）。英国的大多数家长不喜欢这一术语，认为这一术语令人困惑。他们倾向使用"孤独症谱系障碍"，因而本书将使用这一术语。

---

①原注：Gillberg, C.（1983）Psychotic behaviour in children and young adults in mental handi-cap hostel. *Acta Psychiatrica Scandinavica*, 68, 351–358.

Gillberg, I. C. and Gillberg, C.（1989）Asperger syndrome: some epidemiological considerations. *Journal of Child Psychology and Psychiatry*, 30, 631–638.

②译注：DSM–V 于 2013 年发布。新版中将除雷特综合征以外原有的孤独症谱系障碍亚型，如孤独症、阿斯伯格综合征、儿童瓦解性障碍等都归入"孤独症谱系障碍"中，并将核心特征合并为两个，即社会沟通障碍和重复、刻板行为。

第二章　孤独症谱系障碍的本质

自从人们认识到，孤独症是由各种发育问题引起的，人们的兴趣就集中到这样一点上：究竟是哪些技能没有得到适当的发展？从一个婴儿成长为一个功能全面、能够独立生活的成人，在各个相应的阶段会出现不同的能力，然后形成综合的能力。最初，在这一领域工作的许多人认为，孤独症是由语言发育障碍引起的。这个观点似是而非，因为确实有许多这样的孩子，他们的语言发展延迟、偏离正常，或者根本没有语言。看上去，如果他们在理解和使用口头言语（spoken speech）①，以及用手势进行沟通这两个方面都受到影响，就会引起孤独症行为。当时，人们希望通过某种替代的沟通方法去克服这些特定的语言问题，从而能够取得重大的进展。后来人们发现，一些有孤独症谱系障碍的儿童和成人，虽然发展了良好的语法和词汇，甚至能够运用某些手势，但是仍然具有孤独症行为，于是不得不抛弃这种理论。

了解孤独症本质的一条线索来自家长们所回忆起的对婴儿行为的叙述。在那些后来被诊断为有孤独症障碍的婴儿身上，早在语言发展之前的好多年，就已经呈现出缺乏社会互动方面的兴趣。普通儿童的早期发育研究表明，在他们身上存在着与生俱来的对其他人，尤其是对母亲和其他养护者的形象和声音的兴趣；在语言开始发展之前，婴儿就会通过

①译注：言语（speech）指运用语言表达思想进行交际的过程，既包括说话、书写等表达过程，也包括听说、阅读等感受和理解的过程。言语离不开语言，它要以语言作为工具；语言也离不开言语，只有通过言语活动才能体现语言作为交际功能的职能。言语分外部言语和内部言语两种，它又分口头言语和书面言语两种。口头言语包括交谈式的对话语言和演说、讲课等方式的独自语言。

躯体的动作和发出的声响以各种可能的方式进行沟通，并且还有着对来自他人的沟通做出反应的动机。这些与生俱来的"本能"，早在出生的第一年就能够看出来。

在第二年，另一方面的社会交往技能应当开始出现——那就是想象力。儿童开始玩玩具，最初单纯是为了感觉，然后才是带有明显目的性的，继而用来玩装扮游戏（pretend games）。儿童开始有能力把一件物品假装为另外一种东西——把一只盒子当作一个洋娃娃的床，或者把一排椅子当作公共汽车等。再往后，儿童在一起玩耍，发展出了复杂的想象性游戏。想象力使得各种各样的技能都得到了实践，尤其是使一个儿童能够假装其他人，能够在社会性游戏中扮演其他人的角色。进行此类游戏，要依赖于儿童已经发展了的知识，知道其他人都是有思想和感情的（这方面的知识是与生俱来的，但需要时间才能显现）——这就是所谓的"心理理论"①。当这方面的知识已经显现的时候，装扮游戏有助于提高儿童了解他人思想和感情方面的技能，而这种技能是融入社会生活所必不可少的。

如同所有其他发展性技能一样，这些能力都依赖于大脑的功能。孤独症儿童却不具备这些技能，或者说他们的这些技能受到严重的损伤。在第一章描述的在坎伯威尔进行的研究中，我们发现所有具有孤独症特征的儿童，无论是符合凯纳的描述，还是符合阿斯伯格的描述，或者二者都有点符合，他们在社会互动、沟通和想象力的发展方面，都存在着缺失或者障碍现象。他们都具有狭窄的、僵化的、重复的活动模式和兴趣。虽然被称为"三合一"（triad）障碍的这三种障碍所呈现的方式，以及重复活动所呈现的方式，都存在着广泛的差异，但是仍然能够识别出作为依据的种种相似之处。

毫无疑问，三合一认知障碍的背后还潜藏着一个更为基本的心理功能缺失问题。孤独症人士很可能没有能力将记忆中的信息和目前发生的事件整合在一起，不懂得如何去总结经验，不能预测将会发生的事情，

---

① 译注："心理理论"（Theory of Mind），曾译为"心智理论"，指可以意识和理解别人的想法、信念、愿望和动机，从而理解对方的行为，预测对方下一步行动的能力。

不会制订计划。他们不明白这世界上的一切，可以从经验中学习，难以把时间和空间有序地组织起来。乌塔·弗里斯认为，他们缺少"中央统合功能的内驱力"（drive for central coherence）①。输入的信息越复杂，有孤独症障碍的人士就越难以理解。人类是极为复杂的，他们的言语、动作和反应也变化多样，所以，社会互动障碍成为孤独症障碍的一个重大特征毫不令人吃惊。

孤独症人士可能是在更深的层面上，在普通人与生俱来的、赋予不同的经历以不同程度的情感意义（emotional significance）的系统中受到了干扰。为了生存和繁衍的生理需要，大脑原先是如何赋予情感价值（emotional value）的，在此基础上，大脑又是如何在多年中发展出一种与该个体生活的文化有关的、复杂的价值体系的，存在着各种各样的心理学理论。无论神经中枢的机制是什么样的，看上去，有孤独症障碍的人在区分重大和琐细事物的能力方面存在障碍。在一些幼儿身上，甚至表现出对食物也漠不关心。在那些患者身上，对他人缺乏兴趣也是突出的特征。还有另一个行为特征，即对在他人看来微不足道和毫无意义的特定物品或者经历所表现出的怪异的迷恋。

总有一天，我们可能会拥有一些测试，来展示这些基本问题的本质。但就目前而言，我们仍需借助三合一认知障碍来辨认孤独症谱系障碍，因为这些障碍可以从个人的发展状况和行为表现中了解到。

---

①译注：1989 年，弗里斯提出孤独症是一种以信息加工缺陷为特征的认知障碍，患者存在的问题可能与中央统合功能不足有关，即偏好细节部分多于全盘思考，缺乏整体和重点思考的能力。

第三章　诊　断

　　尽管孤独症的存在已经广为人知，但是围绕孤独症的诊断仍然存在着种种困难。这些孩子中的大多数看上去身体都是健康的。虽然根据报道，较小的、先天的异常情况在这些孩子身上很普遍，但是这些异常状况并不会反过来影响到他们的外表。他们的外表往往非常动人，丝毫不会因其神秘的对人的疏远态度而受到影响。现在还没有研发出任何测试，能够区分出孤独症障碍中的各个亚群。验血、X光透视、大脑扫描、脑电图（用来记录脑电波）以及其他体检项目，都不能回答"这个孩子有孤独症障碍吗"这样的问题。心理测量，包括最近提出的"心理理论"（参见第七章），虽然在某些方面有所帮助，但也不可能用来确认或者否认孤独症谱系障碍的存在。人们非常希望找到一种有用的测试方法，但是目前我们尚未找到。

　　在这种情况下，医生做出诊断，要根据患儿在生命早期所呈现的行为模式来加以识别。所有建议使用的诊断体系，包括ICD和DSM，都一致同意，社会互动、沟通和想象力以及刻板重复的活动模式是至关重要的诊断特征。尽管认识基本上一致，但对于个别儿童和成年人的诊断，还是由于许多原因而存在不一致的意见，其中包括：

　　1. 这些障碍可能以许多不同的方式呈现，其中一些很轻微，因而不容易识别出来。

　　2. 孤独症谱系障碍可能与任何程度的智力同时出现，从极重度智力障碍到智力超常的情况都可能出现。

　　3. 孤独症谱系障碍可能与任何其他躯体残疾或精神残疾或发育障碍同时出现。癫痫发作尤其常见。

4. 随着年龄的增加，行为模式也可能出现种种变化。

5. 行为表现可能根据环境发生变化，通常在家里的表现，要差于在组织良好的学校或者在诊所的表现。因为在家里除了照顾有孤独症的孩子之外，家长需要操心的事情还有很多，如做饭、洗衣、照顾老人和其他孩子等。

6. 行为的变化还可能取决于跟孤独症孩子或成人待在一起的那个人。跟一个有从事孤独症障碍工作经验的成人待在一起，情况要好于跟没有经验的人待在一起，或者好于待在一个非结构化的群体中。一些高功能的成人，包括具有阿斯伯格所描述的行为模式的那些人，在一对一的情景下，包括在与精神病医生会见的情境下，可能不会显示出任何的障碍迹象。他们的问题是在日常生活中揭示出来的，尤其会暴露在他们处理感到有压力的事件方式上。

7. 教育会影响他们的行为模式。

8. 每个个体自己的个性自始至终都会显示出来，从而影响到他们的行为表现。

做出诊断需要把个人生活史汇集起来，把所有可能获得的信息联系起来。在理想的情况下，从婴儿期开始的历史，到当前的行为，都应当在与家长会见时加以系统地收集。应当使用一份诊断孤独症谱系障碍的问卷调查表，以便了解所有重要的细节。此外，还应当对那个人的行为进行观察，同时进行一系列的心理测试。完成这些任务都需要时间，仅仅面谈一项就至少需要 2~3 个小时。如果匆匆忙忙完成这些步骤，该问的问题没有问到，诊断过程就可能漏掉细节。

孤独症谱系障碍的各个亚群

在对孤独症障碍做出诊断时，还存在进一步的问题：要确定那个人究竟属于谱系障碍中的哪一个亚群。既然阿斯伯格综合征这个术语正在得到广泛使用，家长以及专业工作者都想知道阿斯伯格综合征与其他形式的孤独症的区别。由于阿斯伯格综合征的群体跟凯纳氏综合征群体不同，他们大多数具有平均的能力水平，或者具有高功能，那么，主要的问题就在于如何把阿斯伯格综合征患者与高功能的凯纳氏孤独症患者区分开来。这一点并不存在简单的答案。人们很可能发现，一些个体具有凯纳所描绘的所有特征，而另一些人完全符合阿斯伯格综合征（参见第一章）的特征。可是，许多人并不完全地符合这两种之中的任何一种，他们具有二者的混合特征。而且，十分常见的是，有的人在儿童早期时具有典型的凯纳氏综合征的行为，随着年龄的增长而发生变化，到了青少年期之前，他们的行为表现就像某个阿斯伯格综合征患者（参见第十四章）。

在最新版本的 ICD 和 DSM[①] 分类系统中，阿斯伯格综合征区别于其他孤独症障碍的地方是语言发展以及适应性技能发展的其他方面都没有延迟现象。区别二者的困难在于：许多在青少年期之前具备了阿斯伯格所描述的行为的人，的确曾经有过发育迟缓，包括说话很晚的情况。

ICD-10 还包括了"不典型孤独症"（atypical autism），诊断的依据或者是典型孤独症的特征不充分，或者是在 3 岁之后发病，或者二者都具备。在 DSM-Ⅳ 体系中，这种情况被分类为"其他广泛性发育障碍"。家长们认为这些区别诊断对他们并没有帮助，因为这种儿童同样有各种干扰行为，有着跟那些典型孤独症患者同样的种种需要。"不典型孤独症"这个名称若成为把一个孩子排除在适当的教育服务之外的借口，将尤其令人苦恼。

ICD-10 和 DSM-Ⅳ 还包括了一种叫"儿童期瓦解性障碍"（childhood disintegrative disorder）的诊断。虽然在 2 岁或者 2 岁多之前，发育似乎是正常的，但是后来却悲惨地丧失了以下至少两个领域的技能：语言，游戏，社会交往技能或者适应性行为，大小便控制，动作技能等。这种诊断也会成为混淆的来源。只有极少数有孤独症障碍的儿童在 1 岁左右开

---

①译注：此处指 ICD – 10 和 DSM – Ⅳ。

始会说出一些词语，后来又不说了。一些人在晚些时候会重新开始说话，一些人再也不说话了。在他们停止说话的前后，他们在社会交往方面往往会变得更加退缩，也许连操作玩具的兴趣也失去了。这些孩子中的大多数，无论会不会重新说话，他们都具有一些临床表现，根据这些临床表现是不可能把他们与其他孤独症障碍患者相区别的，尽管其他的孤独症障碍患者在第二年或第三年并没有出现临时性的或者永久性的技能丧失的现象。这个过程和预后同其他比较重度的孤独症障碍的发展过程和预后是一样的。"瓦解性"这个词提示着每况愈下的过程，因此，在得到这种诊断之后，一些家长会预计那个孩子的残疾将逐渐加重。但真正发生这种情况是极为罕见的，残疾逐渐加重的情况是由于这个孩子还患有进行性的、影响到大脑的身体疾病。只是在这种进行性疾病的某一阶段，人们见到了某些孤独症的行为模式。对这些进行性疾病需要加以识别，以便把这些疾病与通常的孤独症谱系障碍区分开来。

伊丽莎白·纽森（Elizabeth Newson）描述了一种她称之为"病理性需求回避综合征"（pathological demand avoidance syndrome，PDA）的行为模式①。除了其他的特点之外，有此类问题的孩子会运用许多策略来避免对各种要求做出反应。他们似乎还觉得令他人心慌意乱是对他们的奖励。由于任何类型的有孤独症障碍的儿童都可能显示出这些行为，因而还无法证明 PDA 是否是一种单独的综合征。

一些研究者正在研究，与中等能力或者高功能相联系的种种孤独症障碍，跟那些与各种不同程度的一般学习障碍相联系的孤独症障碍之间，究竟是否存在着特殊的区别。区别当然会有，但是人们还不清楚，这些区别仅仅是由于障碍的严重程度不同，还是由于在临床表现背后潜在的那些障碍有着本质上的不同。

人们试图对孤独症谱系障碍的各个亚群进行描述，但却由于所提示的各种综合征之间存在着大量的交叉现象而无法对它们加以区分。每一种孤独症障碍类型的临床表现，都是由大量的特征构成的。在临床实践

---

①原注：Newson，E.（1983）Pathological demand - avoidance syndrome. *Communication*，17，3 - 8.

中，你见到的这些疾病越多，可能越觉得这些特征的任何一种组合都是可能的。一些组合比另一些组合更为可能，但是并不存在绝对的规则，那些界限总是难以确定。

基于所有上述理由，从帮助病人的角度来看，花费时间去把他们归属于哪个亚群，是没有任何意义的。临床的主要任务是去确定他们是否有孤独症谱系障碍，然后去评估他们的能力模式。研究的需要不同于临床工作的需要，因而研究者可能有充分的理由选择去考察是否在孤独症谱系障碍之中可能发现特定的、不同的亚群。重要的是，要把帮助有孤独症谱系障碍人士的需要和研究的种种需要区分开来。

第四章　孤独症谱系障碍
儿童的行为表现

　　孤独症障碍的每个个体各不相同，因此，以下这些描述只能看成是一种总的指导，而不能作为诊断用的确切说明。尽管如此，影响到社会互动、沟通和想象力以及重复行为的一些共同问题，仍然可能透过所有的行为差异被识别出来。

　　大多数孤独症儿童从婴儿早期就显现出社会交往和沟通方面的障碍。但是，由于婴儿不能走来走去，他们能展示的行为范围有限，因此，在这一阶段，障碍的迹象并不明显，容易被家长忽视。直到孩子开始独立走路，孤独症行为才可能全面展现出来。

婴儿期行为

　　由于最早的诊断很少在 2 岁之前做出，婴儿期的行为表现细节依靠的是父母在孩子长大之后的回忆。一些后来表现出孤独症行为的婴儿，在一段时间内似乎发育正常，因此，他们的父母在其出生的头一年左右，并没有注意到任何异常的表现。可是，经过仔细、系统的询问，人们会发现，即使在出生第一年，许多乃至大多数这样的孩子就存在一些异常的行为表现。还有一些婴儿几乎从一出生就会引起他们父母的关切。有时候，母亲们说，从孩子出生的头几天，她们就觉得有些地方不对劲，但是她们通常说不清楚为什么有这种感觉。哺乳问题相当普遍，一些婴儿吮吸不良。

似乎存在着三类有孤独症障碍的婴儿。大多数婴儿往往安安静静，并不闹人，整天满足于静静地躺在婴儿车内。有时候母亲们感觉不知道这类孩子什么时候饿了，因为他们不会哭着要奶吃。在婴儿期，他们被说成是"天使般的婴儿"。但是随着时间的推移，这些婴儿并没有变得更加活跃起来，或者说没有变得更加喜欢交往，家长往往由此开始关切起来。相反，少数婴儿没日没夜地不断尖叫，无法哄好或者无法使之平静下来。还有一些后来诊断为有孤独症的婴儿，并不符合前两种描述，而且回顾他们的行为模式似乎并没有显示任何异常的特点。

这些婴儿可能不喜欢任何干扰，例如，换尿布、穿衣服和洗澡等。他们可能不会抬起胳膊，或者做好让别人抱起来的准备。在抱的时候，他们不会舒舒服服地偎依在妈妈的怀抱里，而且背起他们时，他们也许不会用双手和膝盖夹紧。一些婴儿会对灯光，或者任何闪闪发光、闪烁或者旋转的东西产生强烈的兴趣。他们会对电视机上的视觉刺激产生强烈兴趣，就像迷恋音乐一样，这种情况可能很早就出现了。另一方面，这些婴儿在成长、发育过程中，似乎对能够吸引其他婴儿的事物并不感兴趣，通常他们不会从童车上探出身子，非常好奇地注视人群、动物或者过往的景色，也不会借助手指指点或者视线接触来引起他们的母亲对这些事物的注意。西蒙·巴伦–科恩（Simon Baron-Cohen）和他的同事们的一项最新研究已经证明[1]，如果到了 18 个月，还没有这种行为，这个孩子非常有可能有孤独症。有一些婴儿确实会指点一种或少数几种引起他们兴趣的特殊事物，但是却不关心让别人来分享那种喜悦。有一些婴儿即使会指点东西，也要等到婴儿期过后很久才会开始。他们在被挠痒痒、拥抱或者上下悠荡时，会发出笑声；但在注视某个人的脸部时，则没有笑声。他们也许不会模仿父母在做类似藏猫猫、逗逗飞之类的婴儿游戏时的动作。

有孤独症障碍的婴儿往往在通常的年龄段就会微笑、长牙、坐起来、

---

[1]原注：Baron – Cohen, S., Cox, A., Baird, G., Swettenham, J., Nightingale, N., Morgan, K., Drew, A., and Charman, T. (1996) Psychological markers in the detection of autism in infancy in a large population. *British Journal of Psychiatry*, 168, 158 – 163.

爬行和行走。一旦早期的喂养问题过去之后，体重也会正常增加。有时候，粗大动作的发展里程碑会延迟出现，尤其是那些后来符合阿斯伯格描述的孩子，或者那些有影响其粗大动作发展的其他障碍的孩子。即使他们能够坐起来，他们也不愿坐起来，显然，他们对外界没有兴趣。许多这样的孩子到时候能够站立，扶着家具走路，但却要等到儿童通常会走的年龄之后几个月才愿意放手，才不需要别人扶着行走。有一些这样的传说：有的小孩 2 岁或者 2 岁多还在到处爬来爬去，或者拖来拖去，然后，他们会突然站起来走路和奔跑，而在此之前却未经任何练习。

咿呀学语的情况，不仅数量少，而且质量差，发出来的声音与正常言语的那种音调和音域也不一样，通常这种情况开始出现在 1 岁左右。

可诊断为孤独症谱系障碍的行为

对于绝大多数有孤独症障碍儿童来说，家长是逐渐才意识到有问题的。要是他们的孩子到了第二年还不会说话，或者孩子的行为模式与同龄的其他儿童不一样，他们往往就开始担心了。要是那个孩子在某些领域具有某种高超的技能，家长可能要等到 3 岁或者更晚一些才关心起来。就少数孩子而言，家长似乎觉得他们的发育超过了一般水平，然而，在几周或者几个月之后，他们的行为却发生了显著的变化，也许会伴随着某些技能的退化，尤其是言语上的倒退。无论属于这两种发病类型的哪一种，在学龄前的岁月里，孩子们或早或晚都会出现可诊断为孤独症谱系障碍的行为。

我将从描述社会交往、沟通和想象力的三合一障碍，以及重复行为等方面开始讲述，因为这些描述对于诊断来说至关重要，然后再来讲述通常见到的其他特征。

社会互动方面的障碍

这种障碍展现出来的形式各不相同，虽然这些形式之间并没有显著的界限，但是把各种各样的表现合并成四种主要类型来加以描述，是最容易的。

A. 孤独的群体（The aloof group）

这很可能是体现在幼儿身上最为常见的一种社会交往障碍的类型，而且在这个阶段表现得最明显。虽然随着年龄的增长，另一些人的确会发生变化，但在某些人身上，这种情况会持续终生。

对于那些表现为社会性孤独的人们来说，其他人似乎根本不存在。招呼他们时，他们不过来；跟他们说话，他们不会做出反应；除了特别生气、苦恼或者喜悦的时候，他们的面部可能毫无表情；他们仔细看你，或者根本不看你，或者只是偶然斜着眼睛快速一瞥；要是你抚摸他们，他们就会挣脱离开；要是你拥抱他们，他们不会伸出双臂来环抱你；他们可能从你身边走过（如果你坐在地板上，或许会从你身上跨过去），而不会停下脚步。

要是他们想要的东西够不着，他们会抓着你的手背或者胳膊拉着你（而不是把他们的手放在你的手里或者抬头看着你），用你的手去够他想要的东西，或者去为他们执行一个动作，例如转动门把手。一旦他得到了那件东西，就不会再理睬你了。

在你疼痛或者苦恼的时候，他们不会表现出任何兴趣或同情。他们似乎完全隔绝在自己的世界里，专心致志于他们自己毫无目的的活动中。可是，作为孩子，他们之中的大多数确实会对不必遵守次序和规则、乱打胡闹（rough and tumble）的游戏做出反应。在挠痒痒、晃来晃去，在地板上滚动，或者追来追去时，他们也许会开心地大笑，显得非常愉快。他们甚至会看着你的眼睛，表示他们希望你能够继续下去。在这种情况下，孩子们似乎很快乐，能够与之交往，仿佛一切都很正常。一旦游戏结束，那孩子再次变得孤独起来。

在儿童期，与其他同龄儿童对比时，社会交往障碍尤其引人注意。在一般发育进程中，孩子在满周岁前，会对其他孩子发生明显的兴趣。而有孤独症障碍、属于孤独群体的幼儿，在集体游戏中，或者在幼儿园里，对他们的同伴都漠不关心，或者会被同伴惊吓到。即使能够接纳自己的兄弟姐妹，他们也不会与家庭以外的孩子互动。那些成人会继续孤独下去，他们对同龄人没有任何的兴趣。如果想要什么东西，不知道为什么，他们会走近负责这东西的那个人。尽管他们存在着社会交往障碍，但是，他们会准确无误地识别出那个说了算的人（senior person），这一点仍然是未解之谜。

B. 被动的群体（The passive group）

这是一种最不普遍的社会交往障碍形式，这些孩子和成人并不完全与他人隔绝。他们能够接受社交性的亲近，并不会躲开他人的主动亲近，但是他们不会主动开始这种社会互动。他们像孤独的群体一样，也可能对视不良，但是如果提醒他们看着对方的眼睛，他们比较有可能会迎接他人的凝视目光。因为在童年，他们能够顺从听话，愿意服从别人的安排，所以，其他的孩子往往喜欢让他们一起参与游戏。在过家家的游戏中，被动的孩子会扮演一个乖宝宝；在到医院看病的游戏中，他会扮演一个病人。问题在于，当游戏改变时，被动的孩子可能会被晾在一边，因为再也没有他所适合的角色了。

一般说来，较之其他孤独症障碍人士而言，这一类孩子和成人的行为问题最少。可是，一些人在青春期会有显著的变化，在行为方面变得烦躁不安。

C. 主动但怪异的群体（The active but odd´group）

我最早是在1979年的论文中描述过这一群体。从此以后，我一直在思考一种更好的名称，但是都没有成功。"主动但怪异"（active but odd）是对他们的确切描述，因此现在许多人仍在使用这个术语。

这一类孩子和成人会主动去接近别人，通常接近的是一些负责照料他们的人，而不是他们的同龄人。不过他们在接近他人的时候，会以一种奇特的、单方面的形式提出要求，或者一而再、再而三地谈到他们自己所关切的事情。他们对与之交谈的那些人的感情与需要一点也不会注意。他们中的有些人对视不良，不过问题通常是接触视线或者脱离接触的时机不对，而不是避免接触。在交谈的过程中，或者在盯着他人看的时候，他们往往会盯很长时间且特别专注。他们不排斥社会性接近，包括对别人的拥抱，但往往抱得太紧。如果得不到他们所要求的那种注意，他们会变得很难相处，且具有攻击性。在童年，他们对同龄的孩子可能不予理睬，或者表现出攻击性行为。

这一群体往往会呈现出诊断方面的特殊问题，因为这种主动的社交性亲近掩盖了这样的事实：他们对于如何与他人进行社会互动并没有任何真正的理解。

D. 过分古板、不自然的群体（The over-formal, stilted group）

这一类行为要等到青春期和成年之后才能看得到，出现在那些功能最高、语言发展水平良好的青年人和成人身上。他们的行为过分彬彬有礼，过分古板（over-formal）。他们力图表现出良好的行为举止，刻板僵硬地固守社会互动的那些规则。在不同场合，人们的行为应当有所不同，而且应当随时间的变化而有所变化，但他们并不真正理解那些社会规则。在适应这些不同和变化方面，他们存在着特殊的困难，会因为缺乏对社会规则的真正理解而犯错误。例如，有一个年轻人对他的家人彬彬有礼，却态度冷漠，就像对陌生人一样。但是，在他希望交一个女朋友时，由于此前他曾在杂志上的一篇文章中读到，追求女孩子时要有积极态度，采取主动，于是，他走近一个不认识的女孩，非常彬彬有礼地问她，可不可以亲吻她。

即使他们强烈希望表现出善意和乐于助人，但对他人的想法和情感缺乏理解，在所有这些不同的孤独症障碍亚群中，这点都很明显。

沟通方面的障碍

所有有孤独症障碍的儿童和成人都存在沟通方面的障碍，他们在语言（语法、词汇乃至确定单个词义的能力）方面可能存在障碍，也可能不存在障碍。但无论他们掌握的是什么样的语言，问题都表现在他们使用语言的方式上。

A. 言语使用

语言发展延迟和异常的情况是非常普遍的现象，因而凯纳曾把这些看作是他描述的综合征的核心部分。这方面的困难的严重程度各不相同：在所有有孤独症谱系障碍的儿童中，大概有四分之一或五分之一从来没有言语，一辈子都不会说话。这其中又有一些孩子能够精确模仿动物或者机械的噪声，不知道什么时候会蹦出单个的词语，但其言语能力的进展仅限于此。

其他的孩子确实会发展言语，虽然许多人开始发展的时间要比普通孩子延迟许多。他们往往从重复别人说过的词语开始，尤其是重复一个句子的最后一个词或者最后几个词，可能只是原样模仿其语音和音调。词语的重复对那个孩子来说可能没有什么意义。我们称这种空洞的、鹦鹉学舌式的随声附和为"仿说"（echolalia）。有些孩子会重复以前听到过的词语或短语，这种情况叫作"延迟性仿说"。在要求得到他们想要的东西的某些场合，这样的短语可能使用得很恰当。由于孩子是在确切模仿说话者的词语，所以他们会颠倒代词。例如，他们在要一杯橘子水时，会说成带有问句音调的："你要橘子水吗？"因为这是人们在给他们橘子水时，他听到过多次的句子。

在特定的情景中，一个孩子可能总是使用同一短语或句子，因为这正是他们第一次在这个情景中听到的。短语与该情景的联系可能完全是任意的。凯纳曾经举过一个例子：有一个男孩，每当他看到任何看上去像带盖长柄锅的东西时，总是说"彼得，吃的人"（Peter eater）。因为他的母亲偶尔在锅掉到地上时，曾反复吟诵"彼得，彼得，吃南瓜的人"（Peter, Peter, pumpkin eater）。虽然做父母的通常都能够明白孩子重复该短语的原因，但对陌生人来说，这种特异的使用词语的方式听上去非常古怪。

一些孩子永远不会跨过仿说的阶段，而另外一些则能够取得进步，进入下一阶段，开始说出一些他们自己创造的词语和短语。起初，孩子会给他们想要的东西起名字，例如"糖果""饮料""冰激凌"等。在几个月或者几年之后，他们可能继续使用一些自发的短语，说得很费劲，而且往往语法和词义上都有错误。

孩子们仿佛是在学习一种外语，他们难以使用一些连接词语，例如，

"在……内""在……上""在……下""在……之前""因为"等。他们可能把这些词语统统省略掉，例如只是说"要、午饭"（want dinner）"去、汽车、商店"（go car shop）等。再往后，他们可能把这些词语放进句子中，但是使用不当，例如"把杯子放进桌子"（put cup in table），"从椅子上坐"（sit from chair）等。孩子们犯的一个特别的错误是混淆意义相反的两个词，或者只使用这一对词中的其中一个来表达其正确和相反的双重意义。因此，"把灯打开"（switch on light）既可能请求开灯，也可能请求关灯，视情况而定。人们可能看到，孩子在使用"开"这个词时，是说"对灯做恰当的动作"，他们并没有掌握"开"和"关"的确切意义。同样，成对出现的词语也可能被混淆，"刷子"可能被他们叫成"梳子"，"袜子"可能叫成"鞋子"，甚至连"妈妈"和"爸爸"也会被叫错，虽然那个孩子的行为清楚地表明，他是能够区分自己的父母的。

　　一些儿童在进入成年生活期时，仍然保持这些不正常的言语。另一些在言语方面有所改进，其中有的人或早或晚会掌握好语法及大量词汇。有些人的言语显然正常，没有早期的那种延迟现象，尤其是那些符合阿斯伯格综合征描述的青少年和成人。但是，即使那些看上去语言正常的人，也会有一堆轻微的问题。有的人尽管词汇量很大，却很少说话。一些人谈论起来滔滔不绝，但往往不使用通俗的表达，以致他们的言语听上去过时了，还带有学究式的味道。如果问他们一个问题，他们会给予全面的回答，往往提供的细节比需要的还多。例如，一位年轻人在心理学测试中被问到，为什么需要警察？他从罗伯特·皮尔爵士（Sir Robert Peel）讲起，鸿篇大论起警察的历史。有一些人热爱辞典和百科全书，从他们的言语中可以很清楚地了解这一点。有人说，这种人的言语好像是用计算机翻译出来的，比如，一个孩子问他的母亲："我可以从饼干罐里选取（extract）一块饼干吗？"还有一个人，当别人递给他一杯茶时，他说："由于你今天下午提供给我的盛情款待，我要谢谢你！"

　　一些有孤独症谱系障碍的儿童和成人能够跟他人进行交谈，但他们的言语内容是重复的，而非交谈式的。他们可能反复询问同一个问题，尽管已经有了答案；或者不顾听众的反应，对自己特别感兴趣的内容进行独白。在了解到这种重复的谈论在社交场合中不被接受后，一些成人会尽量不这样做，但是，只要一有机会，他们就会不由自主地回到他们喜爱的题目上来。

　　B. 言语理解

　　如同言语使用水平存在极大差异一样，言语理解的水平也差异极大。一些儿童和成人根本理解不了口头言语，别人跟他说话时，他不会做出反应。他们看上去能理解的程度可能比他们实际理解的要多，因为他们是通过视觉来获取情景中的提示的。

　　大多数孤独症谱系障碍人士确实能理解一些言语，但仅限于熟悉物品的名称，或者上下文中的简单指令，如"把你的杯子给我"，或者"过来喝茶"等。很难得知这究竟在多大程度上是出于对词语的理解，又在多大程度上是根据情景猜测出的。如果可能，派那个孩子或者成人走出房间去取回一件或两件东西，这样才能明确说明他们能够理解那些词语的意义。发生此类混淆的原因之一是在词义的理解方面缺乏灵活性。如果一词多义，就会发生理解方面的困难。例如，有一个孩子曾经知道，狗的食物是"放在坎迪（Candy）① 的盘子里"端给它的。有一天，在别人要她用碗（bowl）盛上狗的食物给坎迪（Candy）时，有一会儿，她显得迷惑不解，然后，她就把狗的食物放进了用来洗碗的大盆（bowl）里了。

　　很容易想象，他们的问题出在那些听上去相同但意义却不同的词语上。例如，一位母亲对她的女儿说："我午饭后来接（meet）你。"这句话被她有孤独症障碍的儿子听到了，他接着说"午饭吃肉（meat）"②，并带着一种终于明白了的愉快表情。这个实例还说明了另外一个问题，他们往往只对句子中的一个词或两个词做出反应，而忽略了其余的词语。例如，母亲对一个小女孩说，"把你卧室椅子上的套衫拿来给妈妈"。她

---

　　①译注："candy"原词意是"糖果"，此处和后面指令中的"坎迪"都是指宠物狗的昵称。英语中碗、钵、盆等碗状物均称"bowl"，误解由此产生。
　　②译注：在英文中，"meet"和"meat"发音相同。

一路小跑上楼去了，几分钟之后，她摇摇晃晃地端着椅子进来了。

　　有孤独症障碍的人的一个主要特点是：无论他们的语言看上去有多好，他们都是从字面上进行解释的。有人告诉一个男孩："把茶壶外面擦干了，不是里面。"他立刻拿了茶壶出去，到花园里把它擦干了。人们必须谨防使用类似"痛哭"（crying your eyes out）、"你哑巴了吗"（have you lost your tongue）① 这样的成语，因为他们可能会按照字面意思去理解，以致引起痛苦，或导致恐怖的事发生。即使那些似乎理解得很好的人，也可能犯各种错误。有一个能够独自乘车的孤独症成人，他第一次买了一张交通卡，卡上写着"午夜前乘坐有效"（valid for travel until mid-night），他在凌晨回家时已经精疲力竭。原来，他在地铁里一直乘坐到半夜，因为他以为卡上的词语是绝对的指令。邀请一个有孤独症的人"路过时来串门"，这样说仅仅是出于礼貌，却可能招致许多次不必要的、冗长的来访，而且在不恰当的时间来访。有孤独症障碍的儿童对玩笑的反应很差，因为要是他们有所了解的话，他们往往会很当真。他们很少理解口语中模棱两可的笑话，或者根本不理解。他们可能会试图说笑话，但并不知道这些笑话可笑的原因，或者他们会创造出一点意义也没有的笑话。他们知道，人们是在讲有趣的故事，但是他们不理解为什么有趣。

　　那些能力最高的有孤独症障碍的人士，成年后对他们感兴趣的主题似乎具有良好的理解力，而且具有使用复杂语言的能力。但他们仍然可能犯下低级错误，这些似乎能够理解冗长、晦涩的词语的人往往会被最简单的日常用语弄糊涂。

　　C. 音调与声音控制

　　绝大多数有孤独症障碍的人的语调古怪，可能是独白式的，或者在抑扬顿挫方面不恰当。他们在控制音量方面也存在问题，可能音量太高，少数人或者会音量太低。他们的声音可能带有一种古怪的、机械的、机器人式的特性。这些困难在自发言语中比在仿说中更加明显。随着年龄的增长，这方面问题可能会有所改进。

---

①译注：前者的字面意思是"把眼珠哭掉了"，后者的字面意思是"你舌头丢了吗"。

一些人偶尔会使用一种"特别的"声音,与平时说话的声音不同。这可能是在模仿他曾听到过的声音,但是,有时候又似乎是在试图发出不同的声音。虽然有些儿童和成人在言语方面会存在不同程度的困难,但在确实能够说话的时候,他们的词语发音清晰。

D. 使用和理解非口语沟通

一般情况下,除了说话以外,人们还以许多方式互相沟通。在使用言语的同时,他们还使用手势、面部表情以及肢体动作。在国外,他们可能比划他们的需要,或者用东西来演示。聋人可以运用唇读,或者使用手语,或者把他们想要说的话写下来。有语言障碍而没有孤独症的儿童,能够使用手势、面部表情和模仿比划来进行沟通。即使在使用这些沟通的替代方法方面,有孤独症的儿童和成人也存在着障碍。

在发展言语之前,大多数有孤独症的人在表达需要时,是通过用手抓住某个人,拉着他们的手,放在他们希望得到的东西上。可能要过好多年,他们才开始会指东西。然而,通常他们不是用一个手指,而是用整只手来指东西。只有极少数人会试图比划他们的需要,其动作也往往比较简单和粗略。

许多这样的儿童的确会一些简单的姿势,例如用点头或摇头来表示是或不是,但是极少有复杂的姿势。一些成人的确能够达到在说话时挥舞手臂的阶段,但是这些动作通常与正在说到的内容没有任何联系。

人们常常试图把手势语(例如,Makaton 手语①)教给几乎没有沟通或者根本没有沟通能力的孩子和成年人。一些人愿意模仿手势,但从来不会自发运用。另一些人会使用手势,但却同样显示出在言语使用中所发现的各种孤独症的异常特点。少数几个人确实能够有效地使用这种沟通方法。尽管存在种种局限,对于那些没有其他途径来表达需要的人们,教给他们手势可能是有所帮助的。

在理解和使用非口语沟通这两个方面,有孤独症障碍的幼儿存在同

---

①译注:默启通手势语是一套专门为认知障碍、孤独症、唐氏综合征和言语语言障碍人士所设计的沟通方案。由于设计者是三个人(Margaret Walker, Katharine Johnston, Tony Cornforth),因此用他们名字中前边的字母组合成该方案的名字,即 Makaton。

样多的麻烦。可是随着时间的推移，他们开始对那些简单、明白的手势和表情有所了解。于是，看上去他们对别人说话内容的理解程度，可能要高于他们实际的理解程度。这是因为他们不仅能够从人们的动作中，而且能够从进行沟通的一般背景中获得提示。

想象力方面的障碍

有孤独症障碍的儿童不能像其他儿童一样发展装扮游戏（pretend play）以及各种想象性活动。许多人从来不会任何一种装扮游戏。他们摆弄玩具和其他东西仅仅是为了满足躯体的感觉。一些人能够达到使用物品的阶段，包括使用微型玩具，他们的目的明确，例如用玩具扫帚扫地，推动火车在轨道上行进等。许多人能够执行一些相当复杂的此类游戏顺序，却不能扮演想象性故事中的角色。

一些能力较高的儿童确实能够表现出较多的、看上去像是具备想象力的表现。他们能够扮演自己创作的一系列事件中的角色。最初，这看上去令人信服，但是长期的观察表明，那个孩子一遍又一遍地经历同样的顺序，没有任何变化。大多数有孤独症的儿童并不会引起其他儿童的兴趣，但是，如果他们引起了其他儿童的兴趣，他们会要求其他的孩子参与同样的重复活动，但不会参与其他孩子的想象性游戏。他们可能会达到想参与的阶段，却不知道如何去参加。

一些儿童可从事的另一类的行为是扮演角色，这使他们看上去似乎具有想象力，有时候是模仿电视或书籍中的人物，有时候是模仿动物或鸟类，甚至模仿无生命的东西，如铁路机车等。但这些模仿很有限且重复，没有创造性。这种行为的古怪特征在于那个孩子似乎生活在那个角色或者物件之中，而不是在假扮那个角色或物件的动作。

许多人喜欢电视和录像，但是最受欢迎的录像和电视演出的类型是动画片，如《托马斯和朋友》（Thomas the Tank Engine），带有大量掌声、机械声响和闪烁灯光的智力竞赛节目，带有大量动作的科幻小说和影片等。有一些人喜欢肥皂剧，因为其中有着他们熟悉的众多角色。那些确实喜欢别人讲故事或者从录音带上听故事的孩子，他们喜欢一遍又一遍地听同样的内容。一旦漏掉了任何一个词，他们也都知道。虽然他们能够逐字整段地复述，但是他们对故事情节并不具备富有想象力的理解。

对于有孤独症的儿童来说，他们感受不到儿童期具有创造性的想象力所带来的愉快。同样，他们在成年生活中也感受不到奖励带来的愉快。他们对其他人的情感的理解非常有限，或者根本不理解，所以他们很难与他人分享快乐与悲伤。他们在分享他人想法的能力方面存在障碍，也不具备运用过去和现在的经验为未来制订计划的能力。有孤独症的人们对于大多数人通常能够获得满足感的来源一无所知，而只能在自己的特殊兴趣方面找到愉快的感觉。

重复刻板的活动

要是从想象力障碍这枚硬币的另一面来看待问题，就可以很好地理解与之相关的孤独症行为。如果孤独症人士不喜欢参与涉及灵活的、创造性思考的活动，不喜欢与他人交换想法，对他人根本不理解，或者对他人不感兴趣，不能够结合过去和现在的经验来计划将来，那么，他们剩下唯一能做的事情，就是安心于那些重复的活动，因为那些活动的确会给他们带来某些愉快感。

A. 简单的重复活动

这些活动中最简单的形式是各种重复的感觉。尝一尝、嗅一嗅、摸一摸，或者敲一敲、擦一擦不同的表面；听一听机械的声响；盯着灯光或者闪闪发光的东西看；扭动、转动双手或近在眼前的物品；从各种不同的角度盯着东西看；开灯、关灯；观看旋转的东西，或者旋转自己的身体等，这些都是在有孤独症障碍的人士身上见到的行为实例。有时候，这种重复的活动会是咬自己、撞头、打头、抓挠等，或者其他形式的自伤行为。这类行为更为经常是对痛苦、愤怒或者受到挫折的一种反应，但是，自伤行为也可能成为某个人在无事可做时的一种重复的习惯。

简单的重复活动大多数出现在幼儿期。在那些障碍程度最为严重、涉及面最为广泛的人们身上，这类简单的重复活动往往会持续较长的时间，甚至可能会持续到成年的生活。

B. 复杂重复的常规

在有凯纳所描述的孤独症障碍的儿童身上，尤其能够见到这些复杂重复的常规。这种模式是以各种各样的形式显示出来的。

一些人所具有的常规是他们自己发明的，例如，坐下去之前要敲一敲椅子，吃饭过程中要站起来转三圈，或者进行一系列复杂的躯体动作。把物品排成一长行，且不准打乱，是一种大家熟悉的孤独症行为的特征。年龄大一些的孩子和成人可能采取这样的形式：他们会严格安排自己所有的物件，谁也不准乱动，哪怕已被厚厚的尘土所覆盖。

在另外一些案例中，这种常规通常源自家长们最初做过的某一种活动，一旦这种活动以某一种方式进行过，就必须继续这样进行，不得改变。有一个女孩每天散步总是要走同一条路线，而另一个孩子则坚持要全家人每一顿饭都坐在桌子边固定的位置上。在中央空调还没有普及的日子里，一个男孩在母亲给壁炉生火的时候，往往会紧紧盯着他的母亲，如果母亲没有按照平时纸片、木块、煤的精确模式摆放，他就会极度心烦意乱。另外一个孩子坚持要在睡觉前进行冗长的常规活动，最后一定要让他精确地躺在床的某个位置上，而他的父母要以特定的方式为他铺好毯子和鸭绒被，不得有任何皱褶。通常，一旦这种常规被打乱，孩子就会尖叫和大哭大闹，唯一可能的结局是从头开始再按常规来一遍。

孩子们可能对某些物品产生依恋，拒绝与之分开。这些物品可能是普通的玩具，如洋娃娃或玩具熊，但也可能是一些古怪的东西，如一小段绳子、冬青树叶、小块照片底片、小块水泥块，或者色彩鲜艳的塑料片等。一些儿童是家庭用品的收藏者，如空的洗涤剂盒子、铁罐、塑料瓶，或者畚箕等。他们不遗余力地增加收藏。有一个小男孩认识到，他必须要等到洗涤剂盒子清空之后才能收藏，因此只要他能够够得着，他就会把满满一盒洗涤剂倒掉。另外一个孩子过去常常从超市的货架上拿走成罐的家具清漆，甚至只要有机会就会跑进人家的屋子里去寻找这种罐子。无论在谁家，他总是确切知道应该到什么地方去找。他跑进屋子，没等主人反应过来究竟出了什么事情，他就已经抓起清漆罐跑了出去。

拒绝改变的情况也反映在食物方面。虽然一些孩子一开始食欲就很好，但是许多孩子要经历只吃少数几种食物的阶段。

反复表演电视连续剧中的角色和插曲，这种情况在那些孩子中间非常普遍，因为录像机已经到处都能够买到。《蝙蝠侠》（*Batman*）、《绿巨人》（*Incredible Hulk*）、《神秘博士》（*Daleks*）等在播出的时候都是他们模仿的对象。《托马斯和朋友》是目前最受欢迎、最令人魂牵梦萦的节目。孩子们看上去都迷恋于他们所模仿的众多角色的那种奇异的、机械而重复的特征。观看录像对于有孤独症的孩子们之所以具有显著的影响，很可能是由于每次录像播放时都在重复同一事件，不会稍有改变，这是孤独症人士理想的娱乐方式。许多这样的孩子和成年人迷恋于某些录像，他们会经常反复播放同样的片断，直至录像带断裂。

重复常规也可能集中在音乐方面。大多数孤独症人士迷恋音乐，他们可能用唱片、录音带和 CD 反复播放同一曲调。他们可能知道一位指挥家对一件作品的诠释，如果他们听到另一位的艺术表达，就会强烈地反对。即使在没有任何节目可以观看的情况下，把音乐和视觉刺激结合到一起的电视广告也能够成为他们的特殊兴趣所在。

以上所描述的种种行为，在儿童期最为常见，虽然这些行为可能持续到成年的生活。

在能力较高的孩子身上，尤其是在那些有阿斯伯格综合征的孩子身上，复杂、重复的活动往往呈现出对特殊主题的迷恋，例如，铁路时刻表、恐龙、天气预报、天文学、科幻小说人物等。一般说来，他们的兴趣集中在收集、回忆以及谈论与那些主题有关的一些事实。有些人特别容易沉湎于暴力、破坏与死亡，有时候还可能结合了对那些主题的高度焦虑。

特殊的兴趣可能集中在数字、物品与数字有关的方面或者复杂的计算方面，那种常规有可能很复杂。例如，有一位会骑自行车的年轻人，他坚持要在每个周末严格按照城市名称的首字母顺序骑车到一个新的城市去。因为他居住在美国，他有足够的机会找到较多的、以不寻常的字母起首的城市。

这类复杂的重复行为往往会持续到成年生活中。

其他的行为特征

这些行为属于常见行为，但绝不是普遍的行为，因而对于诊断而言，并不是至关重要的。

动作

A. 刻板动作

这些通常称为"刻板"的动作出现在大多数有孤独症障碍儿童的身上，往往会持续到成年期。这些行为包括拍手、挥舞手臂、上下跳跃、转头、站起来的时候摇晃、前后旋转以及扮鬼脸等。许多人走路时踮着脚尖，带有一种古怪的弹跳步态。

每当儿童或成人激动、不安、愤怒，或者全神贯注地盯着某样东西（例如一种旋转的物品）的时候，这些双手、双腿以及面部的动作最为明显。而如果他们在从事某种建设性活动的时候，这些动作可能会降低到最低限度，或者不会出现。

这些刻板动作的原因尚未确切知道。有些属于为获得某些感觉而进行的各种简单的重复活动，另一些则似乎是整个躯体普遍兴奋的结果。兴奋的躯体动作，包括挥舞手臂，在婴儿和学步儿身上都属于正常现象。随着年龄的增长，对这种动作的控制力会逐渐增强，但是有孤独症的人在这方面似乎仍然处于不成熟状态。如果迫使他们长时间地抑制古怪的动作，他们可能会变得紧张和痛苦。

B. 异常的步态与姿势

一些有孤独症障碍的儿童，尤其是那些符合凯纳所描述的孤独症障碍特征的儿童，他们攀爬的动作敏捷，能够在狭窄的窗台上行走，保持良好的平衡，并且毫不害怕。其他一些儿童，尤其是具有阿斯伯格所描述的行为的儿童，他们显得笨拙，害怕攀爬。几乎所有这类儿童在走路方式上都不成熟，他们在行走时，可能不会恰当地摆动双臂，而是头和双肩向前弯曲。他们在奔跑时姿势笨拙，双臂前伸。当他们到了应该会双脚交替上下楼梯的年龄时，仍然只会一个台阶、一个台阶地挪动。许多这样的孩子姿势古怪，他们可能保持双臂、双手和手指伸出或者以奇特的角度弯曲。这种异常的步态和姿势随着年龄增长会变得更加引人注目，到了青春期和成年期最为显著。

有孤独症障碍的孩子和成人在运用手指方面可能很灵巧、很敏捷，也可能在手指的精细动作协调方面很差。他们在做一些他们想做的事情时往往很快、很灵巧，但是在要求他们去做他们不感兴趣的事情时，他们的动作就会变得无精打采，而且笨拙。

有一些儿童在学会咀嚼大块食物方面有困难，很可能是由于他们在涉及咀嚼和吞咽的肌肉协调方面存在种种困难。因此，必须把他们的食物弄碎了，这样做的时间要比正常发育的孩子长了很多。

大多数有孤独症的儿童和成人在体育和运动方面都存在着明显的问题，他们中的许多人会掌握一些个人能够独立从事的体育技能，如游泳、骑马和跳蹦床等。问题体现在团队运动项目方面，那时他们不得不与其他的几个人一起，既要协调动作，又要记住项目的规则。所涉及的这种计划和组织，几乎会难倒所有的有孤独症障碍的人，虽然也有极少数人具备一项或者两项团队运动的技能。

C. 动作模仿

模仿他人面部的各种表情，应当在一出生就开始了。有孤独症的儿童在动作模仿方面通常都是滞后的，而那些病情最为严重的人，他们一生都不会模仿。相互矛盾的是，他们模仿他人词语的现象非常普遍，而在模仿他人动作方面却存在诸多问题。家长们常常发现，他们在教有孤独症的子女学习挥手、玩婴儿游戏以及边唱边动作时，必须把着孩子的四肢来完成。各种各样的技能都必须以这种方式来教，因为他们缺少模仿他人的动机。一些人确实会开始动作模仿，他们模仿他人的动作也达到了精确的程度，但是却毫无意义。这叫作"模仿动作"（echopraxia），这个词语与"仿说"相似。模仿是发展社会性行为的基础技能之一，所以模仿方面的障碍是孤独症表现的一个重要组成部分。

对感觉刺激的反应

A. 对声音的反应

有孤独症的幼儿可能被认为是耳聋，因为别人对他们说话时，他们往往没有反应，对非常响亮的声音也可能不予理会。即使有人在他们的身后扔下一大摞盘子，他们可能连眼都不眨一眨。家长有时候怀疑他们的孩子是能够听得见的，因为他们注意到，他们会对某些声响立即做出反应，如他们喜欢的电视中的广告词，或者剥开巧克力糖纸的声响等。伊塔尔在1801年的报告中谈到阿维龙森林野孩子维克多时写道："在他所有的感觉中，耳朵似乎是最不敏感的。然而人们发现，夹碎核桃的声音，或者他所喜爱的其他可吃的东西发出的声音都会使他转过身来。……可是，同一器官对最响亮的声响和鞭炮的爆炸声却没有感觉。"

有的孩子可能迷恋于某些声音，如摩擦力驱动的玩具发出的声响或者钟声等。虽然他们似乎对自己发出的噪声从来不敏感，但是他们可能会对某些声音感到强烈的痛苦，因而会捂上耳朵，退缩不前，例如摩托车的吼叫声，狗的狂吠声，甚至是一些相对轻的声音。不去理会某些声音，痴迷于其他一些声音，而对另外一些声音感到苦恼，这三种情况都可能在同一个孩子身上出现。

这些对声音的古怪反应，尤其是那种过度敏感，随着年龄的增长，往往变得不那么明显，可能会最终消失掉。

B. 对视觉刺激的反应

有孤独症的人，尤其是儿童，就像他们对声音的反应一样，对视觉刺激也会显示出同样的趋势：可能沉迷于某些视觉刺激，可能对一些视觉刺激不予理会，也可能对一些视觉刺激感到苦恼等。从总体上说，迷恋明亮的灯光是最为常见的，虽然一些人可能会对摄影闪光灯光感到过度的痛苦。

一些孩子在幼小的时候，可能会注视移动着的东西，但一旦移动停止，就失去了兴趣。他们似乎是通过轮廓，而不是其外表的细节来识别人和物品。这提示我们，他们是在最大程度上运用视网膜的边缘神经系统部分来关注运动和轮廓，而不是运用视野的中央部分来获取细节。在正常情况下，人们大多在接近黑暗、不可能观察到细节的条件下，才会应用眼球探测运动的部分。有趣的是，一些有孤独症的幼儿在行走、奔跑，甚至在骑三轮自行车时，似乎并不看他们想去的地方，他们在黑暗中如同在日光下一样，能够轻而易举地找到途径。还有一些有孤独症的幼儿如果单独待在黑暗的房间里，可能不会去把灯打开；他们能够找到自己的东西，能够毫无困难地走来走去。

对视觉刺激反应的这些异常特征，往往会随着年龄的增长而减弱。

C. 对各种近端感觉的反应

这个术语指的是对触觉、味觉、嗅觉，以及对振动、疼痛和温度的感觉，所有这些近端感觉（proximal sensations）都涉及躯体的直接接触，区别于"有间隔"的听觉和视觉。同样，对这些感觉的反应也可能呈现出迷恋、苦恼或者漠不关心三种形式。孩子们在探索外界时使用这些感觉的时间似乎比一般人要长得多。他们对人、对物都会去摸一摸、舔一舔、闻一闻。

一些孩子显然不喜欢被抚摸，甚至会挣脱温柔、深情的抚摸。少数人对味道过度敏感，甚至对微弱的气味也会发出抱怨。一些孩子不喜欢对衣物的感觉，尤其是鞋子和袜子。天宝·格兰丁（Temple Grandin）是一个功能非常高的有孤独症的成人，她在《星星的孩子》（*Emergence：Labelled Autistic*）一书中写到，当她还是孩子的时候，一条硬挺的衬裙，她摸上去就像带刺的铁丝网。很可能这就是为什么一些幼小的孩子只要有可能就要脱掉衣服，至少脱掉鞋子和袜子。

矛盾的是，许多这样的幼儿似乎对冷热漠不关心，他们在夏天可能会继续穿着冬天的衣服，或者在结冰的天气里穿得很少就跑出去，甚至什么也不穿。孤独症的一个最惊人的特征是对疼痛漠不关心。有许多故事讲到，孩子们骨头断了，牙肿了，得了阑尾炎，或者遇到其他疼痛难忍的事情时，根本不会抱怨，表现得就像什么毛病也没有。要是他们伤着了自己，通常不会过来寻求安慰。这种忘记疼痛的现象能够在那些反复进行自伤的孩子身上见到。

与对感觉刺激的其他异常反应一样，随着年龄的增长，这些反应也会变得不那么明显。一个小时候不理会疼痛的孩子，在晚些时候可能会变得过度敏感，甚至对轻微的擦伤也会大惊小怪起来。

D. 食欲与口渴

前文提到，只吃少数几种食物，是拒绝改变的一种表现形式。有这方面表现的孩子，在吃他想吃的食物时，食欲很好。但是有一些人却吃得非常少；个别情况下，孩子会拒绝任何食物。没人知道其中的原因，但是看上去，那个孩子确实不知道什么是饥饿感。

常见的特征之一是过度喝水、喝果汁、喝茶或者喝其他液体。这种情况可能会成为一个大问题，如果摄入的液体太多，会导致呕吐。这种情况似乎并不能用口渴来解释，因为在他们从事喜爱的活动时，喝水的渴求似乎被忘得一干二净。

焦虑与特殊恐惧

一些有孤独症的人在大部分时间里，或者在所有的时间里，似乎都存在很大程度的焦虑。有人认为，孤独症行为是从儿童早期便开始的严重焦虑的结果。这种解释难以令人信服，因为除了许多其他的原因之外，大多数有孤独症障碍的儿童和成人，一般说来并不感到焦虑。他们只是在不能理解的情景下才产生焦虑情绪，从而感到困惑和痛苦。而且，有孤独症的人往往不懂得真正的危险，因而当他人焦急的时候，他们却显得很平静。有一家人准备乘飞机出去度假，就在起飞的前夜，他们在电视里看到了几张一架飞机坠毁的可怕图片。他们的女儿有孤独症，喜欢观看修理破损的东西，所以，她对那架飞机坠毁的反应是这样一句话："来人修理它"（Man come and mend it），说的时候还带着愉快的期望。一个男孩喜欢汽车刹车的尖叫声，常常冲到汽车前面去，使汽车急刹车，发出令他高兴的声响。

孩子们对一些无害的事情，例如，气球、狗、给他洗澡、乘坐公共汽车，甚至是一种特别的颜色，或者特别的形状等，都会产生特别的恐惧，这种情况很普遍。这些恐惧会持续多年，给全家造成种种困难，尤其是当这些恐惧涉及通常很难避免的日常物品或者日常事件的时候。

注意力与动机

有孤独症障碍的儿童对于那些令他们感兴趣的活动，通常能够在足够长的时间里保持注意力集中。考虑到儿童的年龄，注意力集中的持续时间之长令人吃惊。相反，对于他们兴趣范围之外的活动或任务，注意力集中的时间就会短得多，可能稍纵即逝，也可能根本不存在。在受到监督的情况下，注意力可能会保持长一点时间，但是，一旦撤去指导，往往就会不去注意。如果存在重度或极重度的学习障碍，他们可能根本不存在特殊的兴趣，因而根本不会去持续注意任何事物。

对那些能够在感兴趣的活动上保持足够注意力的有孤独症的人来说，问题的根源在于：在特殊兴趣范围之外，他们缺少从事任何事情的动机。例如，他们通常几乎没有或者根本没有独立的动机，所以，儿童甚至成人会很高兴让父母或者照顾者来给他们穿衣、洗脸，甚至喂饭。如果让有孤独症的儿童和成人独自待在那里，那么他们对生活自理任务的注意力就会被使他们入迷的种种刺激或活动转移掉。结果，在完成生活自理任务时，他们的动作非常缓慢，以致在时间紧迫的情况下，父母就会替他们完成。因此，人们往往指责父母说，是他们阻止了孩子的独立能力的发展。事实上，要是孩子们对自己做事根本没有兴趣的话，日常家庭生活的种种需要使人们很难去鼓励孩子增加独立生活的能力。

特殊技能

通常，在各种心理测试中，孤独症谱系障碍被试在技能水平上存在着显著的差别。最普遍的情况是，在不涉及语言的视觉—空间技能方面，如完成拼图、形状配对等，他们的表现要好于确实需要语言的各种技能。少数人在口语测试方面表现较好，但是这些是属于需要机械记忆能力的测试，而不是需要理解各种抽象思维或者社会规则的那类测试。既然每一事物都有例外，因此也会有少数几个人，在所有测试项目中的表现或多或少会是均衡的。

在有孤独症谱系障碍的人士中，也许有十分之一具有某些超过常人的特殊技能。有时候，这些人在其他领域多多少少具备平均的能力，但是，其中一些除了个别技能之外，存在着严重的学习障碍。

人们已经报道过的特殊技能包括演奏乐器；谱写乐曲；完成冗长的数字计算（如求一个大数的平方根）；识别出某一天是星期几甚至很多年里的某一天是星期几；在非常幼小的时候就会流利地阅读，虽然对内容的理解很差；记忆喜爱主题的大量事实；组装结构性玩具、机械或电器装置；操作计算机等。有些人，如斯蒂芬·威尔希尔[1]，在绘画方面具有非凡的能力。这些技能都取决于视觉—空间技能以及机械记忆能力。例如，那些绘画好的人们能够记忆和复制他们看见过的事物。他们可能会把曾见到的某种东西在脑海里旋转，从另一个视角画出来，例如纳迪娅（Nadia）小时候就能做到。值得注意的是，有孤独症的天才艺术家在很小的时候就能够精确地画出透视画，这跟其他的孩子不同，一般孩子要经过许多阶段才能够掌握透视的规则。有时候他们的绘画媒介仅有一种。纳迪娅用一支蓝色圆珠笔画画，或在窗户上的水汽上画。例如，她用蜡笔画出来的画就显得很幼稚。这些技能往往成为重复常规的中心。因此，这些图画都是同一主题的；演奏的音乐也是反复的；日历计算则始终需要提供日期。

具有特殊技能的有孤独症的人会在儿童期或者成年期的某个时候不再运用那些技能。我们既不知道这种情况是什么原因造成的，也不清楚是这些技能丧失了，还是不再运用了。无论怎么鼓励，他们重新运用这些技能的情况极为罕见。纳迪娅在发展了言语之后，就停止了非凡画作的创作，但是还不存在普遍的证据能够证明言语和视觉—空间技能是互不相容的。斯蒂芬·威尔希尔就既能说话，又会绘画。

不恰当行为

在有孤独症障碍的儿童身上，不恰当的、难以理解和难以解决的行

①译注：斯蒂芬·威尔希尔（Stephen Wiltshire），1974 年出生在英国伦敦，是著名的孤独症画家。

为十分常见。其原因包括对不熟悉的情景的困惑和恐惧；反复的常规受到了干扰；不了解社会规则；不恰当的控制事件的企图；对由于巨大的声响、强烈的灯光、拥挤的人群等感觉输入引发的过度敏感；追求喜欢的活动而没有任何能力去考虑其后果等。

在家里，这类孩子在受到挫折时，可能会多动、吵闹、具有破坏性和攻击性。一旦有机会，他们习惯于跑开。他们的睡眠很少，醒来以后会干扰全家的生活。他们的需求和常规可能最终会优先于全家人的其他需要，因为一旦这些孩子受到任何形式的阻挠，就会闹得鸡犬不宁。

在公众场合的行为，常常如同在家里的行为一样难以处理。那些习惯于尖叫的孩子，并不会因为处于公众场合而有所抑制，他们在大街上仍然会像在家里一样，大声地、长时间地尖叫。他们可能会从商店的柜台上拿走商品，绕着超市货架间的通道奔跑，躺在地板上大哭大闹，或者不顾来往的车辆就跑到大街上去等。幼小的孩子没有不能当众脱衣服的概念，他们可能会兴高采烈地在雨水中脱光衣服，坐到诱人的水坑中去，如果他们想这样做的话。他们可能会去触摸陌生人的头发、衣物、腕表或者其他的东西，而不理会陌生人的抗议。这些问题可能会发展到非常严重的程度，以致家长们到商店购物时无法把孩子带在身边，也不可能离家外出度假。

那些具备良好语言的孩子可能比较听话，但是他们可能会引起一些小的社会性危机。他们不懂得有些事情不说出来为好。他们可能会谈论一些在友好的社会交往中不会被人们提到的话题。他们会天真地说出一些不恰当的话语来。所有幼小的孩子往往都会犯童言无忌的错误，但是，在有孤独症的孩子身上，这种倾向更为明显，而且持续的时间更长。有一个 12 岁的女孩，话说得很好，她在看见一位异常矮小的妇女时大声、清晰地说："妈咪，看那个可爱的小女士。"有一个孩子看着一个新生的婴儿，对那位自豪的母亲发表评论说："这张脸真难看！"大多数有孤独症的人，甚至那些具有良好言语的人，他们从来不撒谎。他们不懂得为什么有时候要避免说出真相，因而在任何情况下都缺少编造谎言所需要的语言和思维方面的技能。即使他们确实达到了这样的阶段，他们所撒的谎并不精明，很容易被揭穿。一些人会就他们喜爱的主题讲一些虚幻的故事，但这些都不是出于欺骗他人的愿望。这些故事的来源通常很容易加以识别，往往都是根据电视、图书或者影片而来。

社会性的纯真可能会导致不恰当但友好地亲近陌生人。一些能力较高的年轻人的家长担心这种行为可能会招致危险，出于这个原因，他们觉得应当限制孩子的自由。

跟普通幼儿一样，有孤独症障碍的儿童往往也会说一些骂人的话和辱骂的词语，但他们跟普通儿童不一样，并不知道需要判断场合，因而可能在大多数不适当的场合使用骂人的话。

家庭以外的人们可能会谴责家长把自己的孩子"惯坏了"，不具备直接经验的任何个人都不可能懂得，跟这样的孩子生活在一起会是什么样的一种情况。有孤独症障碍的人完全是以自我为中心的，这并非由于故意的自私，而是因为他们根本没有这样的概念：其他人都是有自己的思想和感情的。他们没有任何取悦他人的愿望，大多数人根本不担心父母的不愉快心情。与普通儿童进行互动，以及教他们学习社会规则的常用途径，都不适用于有孤独症障碍的儿童。可是，仍然存在一些能够帮助他们的行为变得比较恰当的途径，这将在第十章中加以讨论。

癫痫发作

严格地说，癫痫发作不能够归类为"行为"。但是，之所以把癫痫发作包括在这部分的描述之中，是因为癫痫发作在临床表现中很常见。

在有学习障碍和孤独症障碍的儿童中，大约有四分之一到三分之一的儿童，在他们进入成年生活之前，至少有过一次癫痫发作。在那些能力一般或者具有较高能力的人们身上，癫痫也可能发作，但较为少见。癫痫发作可能从婴儿期、儿童期开始，也可能从青少年时期开始，甚至在成年时期开始。在一些人身上，癫痫发作只伴随着发烧出现。一些少年可能出现一次或两次，然后不再出现。另外一些儿童或青少年可能会反复发作多年，或者持续终生。在那些有孤独症障碍的人身上，任何一种形式的癫痫发作都可能见到。

成长过程中的变化

对家长们来说，在孩子们 2 岁到 5 岁之间，孤独症行为往往最为明显，也最为典型。例外的情况出现在能力最高的孩子身上，他们在语言发展上几乎没有滞后，或者根本没有滞后。父母可能把他们对其他儿童缺乏兴趣以及自行其是的决心，归因于坚强性格和高智力的证明。通常要等到他们开始上学、拒绝适应教室里或者运动场上的各种规则，对任何奖励或鼓励都表现出漠不关心的时候，这一群体中的问题才会被识别出来。

在早年已经表现出显著的孤独症行为的儿童身上，在 5 岁到 6 岁时，往往会出现一些变化。在一些儿童身上，孤独症行为变得不那么明显。有一些儿童，除了在社会关系方面还存在少数轻微的迹象之外，他们看上去已经不再存在所有典型的不正常表现。对一些人来说，几乎没有什么孤独症特征，如果说还存在些许的话，临床表现为纯粹的发展性语言障碍。而在绝大多数人身上，仍然会清楚地呈现出孤独症行为，虽然大多数人在技能和行为方面都会出现不同程度的进步。

跟所有儿童一样，青少年期是另一个变化的时期。一些人在经历生命的这个阶段时，没有发生任何特殊的问题，甚至可能有显著的进步。另一些人又会重新出现大哭大闹、攻击性行为，或是重新出现在幼年时见到过的其他不恰当行为。

在成年生活中，孤独症行为表现方式的变化明显更加多样化。那些残疾程度最严重的人，完全依赖于他人，仍然表现出儿童期见到的孤独症特征。而在谱系的另一端，能力最高的那些人能够独立生活和工作，一些人结婚了，还有了孩子。遗留的问题是，虽然有些人会通过学习和追随别人的榜样来弥补这些问题，但他们在社会互动与沟通方面仍存在轻微的障碍。而在一些人身上，由于存在某种精神疾患（参见第十四章），情况还会变得复杂起来。

追踪研究已经证明，决定智力发展程度的最重要因素是总体的能力水平。总体的能力水平是可以在儿童期通过语言及视觉—空间各项技能的心理测试来衡量的，只是这些测试必须由具备技能和经验的人来进行。如果在孩子 5 岁之后进行测试，测试结果便非常可能成为可靠的指导。在儿童期受到的教育和照料能够影响到行为，因而能够有助于儿童更快地发展潜在的各种技能，但是对最终能够达到的能力水平似乎不会产生显著的区别。除了这些因素之外，最可能独立的是那些性情温和，具有的特殊技能和兴趣能够应用于有薪酬的就业岗位，并且有着强烈获得成功愿望的人们。

第五章　孤独症谱系障碍
儿童知多少？

患病率

　　所有涉及孤独症人数的研究已经统计了有孤独症障碍的儿童和青少年的人数，到目前为止，这些研究都不包括成年人。这些研究都是关于患病率（prevalence）的——也就是说，在统计的当时，生活在特定地区的特定年龄范围患孤独症的人数。有时候"发病率"（incidence）这个术语也在使用，但是它应当仅仅指在特定时间里的新病例的数量，才是恰当的。对于孤独症障碍来说，可能指的是一年内的新病例数。发病率是很难统计的，因为在目前还做不到在婴儿一出生就做出孤独症的诊断。最近一项对 18 个月儿童的研究已经提供了一些指征，根据对患病率的估计，大体上就能够计算出发病率是多少。

　　已经有过许多项有关典型孤独症患病率的研究。要确定患病率，就必须统计那些居住在确定地区的、符合选择标准的人数。理想的情况是，研究者应当见到选定的年龄范围内的每一个人，亲自进行诊断，这是因为在许多人身上，从来没有被识别出来有孤独症的存在。这类研究叫作"流行病学研究"。已经完成的研究所发现的患病率大约是万分之二到二十不等。造成这种巨大差别的部分原因是所使用的孤独症的定义不同。在 20 世纪 60 和 70 年代所进行的最早的一些研究，严格地应用了凯纳的标准：即情感接触的严重缺乏（社会性孤独）和坚持复杂的、重复的常规，因而他们发现的患病率最高不超过万分之五。在较近的一些研究中，通常得出的患病率较高，这是因为使用了 ICD 和 DSM 两大体系后续版本中的"典型"孤独症标准（参见第一章）。

20 世纪 70 年代，我和朱迪丝·古尔德在坎伯威尔进行的那项研究（在前面第一章已经提及），在统计儿童数目时，使用了孤独症谱系障碍这样宽泛的定义——也就是说，所有具有三合一障碍的人。我们把具有三合一障碍的儿童都包括进来，哪怕他们还有其他的疾病。几乎所有人都带有轻度、中度或重度的学习障碍。我们把注意力集中在这些障碍上，是因为凯纳氏孤独症的早期研究曾经表明，大部分人都带有某种程度的学习障碍。我们发现，在每万名儿童中大约有 20 名具有三合一的障碍，包括有凯纳氏孤独症的那些人。1986 年在瑞典，吉尔伯格和他的同事们在具有学习障碍的人士中间报道了相似的数字[1]。

1991 年，瑞典的同一组科研工作者考察了 7 ~ 16 岁在主流学校就读的儿童，找出了具有孤独症类型的社会交往障碍的所有儿童[2]。他们估计，在每万名儿童中至少有 71 名存在社会交往障碍，其中在每万名儿童中至少有 36 名有阿斯伯格综合征。把瑞典研究中那些在主流学校的儿童数，和在坎伯威尔研究中带有学习障碍的儿童数加在一起，得出的总数是每万名儿童中有 91 名——几乎是百分之一。

数量在增加吗？

这是跟孩子们打交道的专业人员经常提到的问题。很多人确实感到，现在他们见到的有孤独症障碍的儿童数量比过去见到的多了。

---

[1]原注：Gillberg, C., Persson, E., Grufman, M. and Themner, U. (1986) Psychiatric disorders in mildly and severely mentally retarded urban children and adolescents: epidemiological aspects. *British Journal of Psychiatry*, 149, 68 – 74.

[2]原注：Gillberg, C. (1992) The Emmanuel Miller Memorial Lecture 1991. Autism and autistic – like conditions: subclasses among disorders of empathy. *Journal of Child Psychology and Psychiatry*, 33, 813 – 842.

　　目前还不能给出肯定的答案。这种增长数字看上去要大于实际的数字，第一是由于孤独症的定义已经扩大，不再是原先凯纳提出的定义。第二，由于那些见到具有发育障碍儿童的人们已经对孤独症这类疾病有了更多的了解，更加明白了孤独症可能与其他障碍相联系这个事实。阿斯伯格综合征的概念已经引起人们很大的兴趣。第三，多年前，许多具有怪异的、难以处理的行为的儿童是安置在老式的智障儿童收容院里的。既然现在已经不再是由养护机构来照看，而是变为由社区负责，那些儿童被交给儿科医生和其他专业人员，于是这些医生和专业人员可能见到更多的有孤独症谱系障碍的儿童。

　　另一方面，发病率可能真的在增加，从而患病率也在增加。要证明或否认这一点的证据，现在还无从获得。如果我们能够从现在起进行一系列的研究，这些研究也许会表明：数字仍然是在增长，或者数字增长因时间、地点而异，但是人们无法掌握过去已经发生过的情况。如果真的存在增长，其原因也是未知的。各种解释诸如污染的影响，食品添加剂的影响，腮腺炎、麻疹和风疹三联疫苗（MMR）等原因都已经提出来了，但是到目前为止，还没有独立的证据来证明这些理论。

发病年龄

　　凯纳最初认为，他描述的综合征总是从出生就呈现出来的，所以将它命名为"婴幼儿孤独症"。后来，他在那些头一两年看上去发育正常，以后才有孤独症的儿童身上观察到了同样的综合征。前面已经提到，ICD-10 和 DSM-Ⅳ标准都规定了典型孤独症在 3 岁前发病。在这两个体系中，3 岁之后出现那种行为模式被称之为"不典型孤独症"。

　　在对孤独症行为首次出现的年龄进行分类方面，可能存在着种种问题。家长往往要等到孩子 2 岁或者 3 岁时才认识到孩子的行为是异常的。此时，他们才开始担心，因为孩子还没有说话，而且表现出强烈的拒绝改变。经过仔细的询问，通常就会证明，问题是从出生时或者在婴儿早期就存在了（参见第四章）；但是，偶尔确实似乎有过一段正常发育的阶段，然后真的变成了孤独症行为。通常，这种情况发生在第二年或者第三年，但也可能晚一些。

有时候，发病是在一次发烧之后，也许是由于脑炎（大脑的一种病毒感染），或者由于某种外伤，但是不存在任何明显的原因。出于对MMR疫苗后果的担心，一些家长报告说在疫苗注射之后发病。可是，详细地询问病史的细节，往往会揭示出早就存在的种种问题。

最新版本的ICD-10和DSM-IV标准规定：阿斯伯格综合征儿童3岁前在言语和适应性技能方面发展正常（参见第三章）。但是，这跟单独依照行为模式做出的诊断会发生冲突。规定发病年龄作为诊断的基本标准，会引发各种各样的问题。因为所有的证据都是依赖家长对孩子早年情况的回忆，除非那个孩子在非常幼小时就被医生见到并进行了评估。家长通常能够对行为进行描述，但是在确定事件发生的时间方面，就不会那么精确。如果找不到家长，例如，在设法对一个初次见到的成人做评估时，从理论上说，就无法做出诊断。较好的办法是，根据病史揭示的总体行为模式，而不是依据孤立的基于发病年龄的武断观点来做出诊断。

男孩与女孩的比例

患病的男孩数目多于女孩。凯纳发现，有他所描述的综合征的男孩人数是女孩人数的四倍。阿斯伯格最初以为，女孩不会有他所描述的综合征，但是后来他改变了看法。在瑞典的主流学校进行的那次阿斯伯格综合征的研究中，男孩和女孩的比例是4∶1。

某些证据显示，虽然女孩有孤独症障碍的人数往往少于男孩，但是一旦染病，其残疾程度就较为严重。男孩人数超过女孩的现象，在高功能的患儿中间最为明显。总体智力水平越低，这种现象越少。存在着一些功能非常高的有孤独症障碍的妇女，但是她们的人数大大少于男子。然而，在瑞典进行的那项研究还识别出一群并不符合阿斯伯格综合征的全部标准而只符合其中部分标准的患儿。如果把这些人都包括进去的话，男女患病比例就变成了 2.3∶1。

　　由于孤独症障碍涉及许多方面，所以性别差异的原因并不为人所知。也许，女孩在社会交往方面的本能要强于男孩，所以更为严重的损害才可能在女孩身上引发障碍。阿斯伯格非常勇敢，他提出，他所描述的综合征是普通男子个性连续体的一个极端。要解决这个问题，可能与性别差异的许多问题有关。

父母的职业

　　在凯纳所见到的孤独症患儿中，几乎所有患儿的父亲都具有高智商，受教育水平比一般人要高，而且大多数都拥有专业的工作。他认为，这是孤独症的一大特征。在许多早期由各个不同的中心对凯纳氏孤独症儿童进行的研究中，家长的职业倾向方面的研究结果是一样的，虽然在程度上并不像凯纳所描述的那么明显。任何基于临床的样本都可能由于特殊的选择因素而产生偏差。很可能是由于具备专业素质的家长更有可能听说过凯纳的著作，因而有决心和途径到他的诊所去就诊。

　　为了恰当地对这个问题进行考察，必须考虑在特定地区识别出的所有孤独症患儿的研究结果。在欧洲、美国、加拿大和日本进行的这类研究中，其中有九项研究提供了家长职业的信息。只有在两项研究中有偏向于父母职位较高的报道，但是这两项研究报道的数字都没有凯纳发现的那么大。虽然专门涉及功能最高的群体，尤其是那些具有阿斯伯格所描述的行为模式的群体的研究结果至今还没有发表出来，但是孤独症障碍更多地发生在家长职位较高的家庭里的这种观点，似乎已经不可能存在了。

第六章　与孤独症谱系障碍
或孤独症样行为相关联的疾病

孤独症障碍属于发育方面的问题，因而许多典型的行为特征是由极端的不成熟而引起的。这些行为显得奇特仅仅因为与个人的年龄不相符合，与其他领域的技能水平相比存有差异。

某个有孤独症障碍的儿童所做的每一件事，其他的孩子在他们发育过程中的某个时期也可能做过。正常发育的幼儿有可能在游戏中因为兴奋而挥舞手臂、转圈跳跃和跑步。孩子开始说话的年龄是不相同的。孩子们可能会大发脾气；他们可能会紧紧抓住一块布或一只玩具熊，一旦丢了就会哭起来；特定的恐惧或偏好也是常见的现象。随着幼儿日益独立，尤其是在出生后第二年，他们可能很不合作，不听从指令，对大人的每个建议都说"不"。

二者的区别在于，在社会性发展沿着正常的里程碑成长的儿童身上，这些表现只出现在某个阶段，很快就会过去，而在有孤独症的儿童身上，这些表现会持续多年。没有孤独症的儿童，在到达相应的发育阶段（通常是在出生后第二年）时，就开始有想象性的游戏及多种多样的活动，而有孤独症障碍的儿童从事的活动有限而且重复。最重要的是，没有孤独症的儿童具有强烈的参与社会交往、沟通以及游戏（尤其是与同龄伙伴）的动机。

在做出诊断并考虑在孤独症之外是否还存在其他的发育障碍时，重要的是要认识到，孤独症谱系障碍有可能与任何其他身体或心理上的残疾同时出现。如果呈现出社会交往、沟通及想象方面的三合一障碍的话，那么就应当做出孤独症障碍的诊断，而不考虑任何其他并存的疾病。不能因为有别的残疾而掩盖了这种三合一的障碍。必须这样来提问："这个孩子有孤独症和某种其他疾病吗？"而不是问："这个孩子有孤独症还是某种其他的疾病？"如果存在孤独症障碍，识别它的重要性在于，无论孩子可能有其他什么疾病，在确定孩子所需要的照顾及教育的类型方面，孤独症障碍的诊断将是主要的因素。

一般的学习障碍

学习障碍往往（但绝不总是）与孤独症障碍同时出现。在有孤独症障碍的人群中间，适应社会生活需要的一些特定方面的技能总是会受到损害。可是，他们在其他方面的能力，也许会受到影响，也许并不受到影响，至少就得到的心理学上的智力测验的分数而言，情况如此。处于不同能力层次的人群，从极重度残疾到具有平均能力或者较高能力的人群，都可能出现孤独症障碍。

考虑到孤独症障碍的整个范围（包括阿斯伯格所描述过的类型），大约有20%～25%的人有学习障碍，这其中的大多数人是重度或极重度的学习障碍者。阿斯伯格群体中的大多数人的智力测验得分处于平均智力范围的低端或者具有较高智力。在凯纳所描述的孤独症人群中间，大约有1/3是中度到重度学习障碍者，1/3是轻度学习障碍者，还有1/3处于平均智力范围的低端或者具有较高智力。反之，50%～60%具有重度或极重度学习障碍的孩子中间也存在三合一障碍，而在有轻度学习障碍或者具有平均能力或者平均能力以上的人群中，其比例要低得多，大约只有0.2%～0.4%。

在有重度学习障碍的儿童及成人中间，有些人的功能十分低下，达不到会出现语言及装扮游戏的发展阶段。他们的活动往往是重复的，许多人有刻板的动作。因而必须根据面部表情、视线接触及身体动作所显示出的社会性反应来做出诊断。处于这个层次的人，孤独症障碍只是许多问题中的一个。可是能够识别出孤独症障碍的存在有助于帮助家长及其他照顾者了解：这些人没有社会性反应与人们所给予的爱心和照顾存在缺陷并没有关系。他们还能认识到，一些类型的刺激（如响亮的声音）也许会让这些人感到苦恼，而一些活动（如感觉训练）也许会受到这些人的喜欢。

一般的学习障碍是孤独症障碍的组成部分吗？还是由于其附加的脑功能失调导致的？也许是由于与孤独症同样的根本原因所导致的，只不过二者的大脑病理部位不同。回答这一问题的科学事实尚不可知，很可能两种情况都能出现。孤独症障碍反过来会影响到从社会交往中学习的能力，以及从经验中领悟的能力，因而又会降低获取和利用信息的能力。在智力测验中得分很高的儿童及成人大部分靠的是他们良好的死记硬背的能力以及视觉—空间的能力，而不是靠语言推理能力。另一方面，与孤独症有联系的一些疾病确实会引发大脑不同部位的病理变化，一些也许与孤独症障碍有关，而另一些则与学习障碍有关。

无论什么原因促成孤独症障碍与一般学习障碍之间发生联系，在诊断时分别加以考虑是很重要的。存在一种障碍并不能说明不存在另一种障碍。

雷特氏综合征①

雷特氏综合征（Rett's Syndrome）是一种罕见的疾病，根据到目前为止的报道，只发病于女孩身上。在明显正常发育几个月之后，患者逐渐失去双手握拿及操作东西的能力，同时出现双手的反复动作，主要是双手扭动、摩擦或敲打；头部生长缓慢或停止；走路很差，孩子早晚不得不使用轮椅；也有可能出现脊椎侧弯，过度换气及深呼吸、磨牙等都是常见的现象。由于这些问题的出现，孩子往往显示出焦虑，社会交往隔绝，存在重度学习障碍，几乎没有或者根本没有语言发展，根本不会想

①译注：由于已明确病因，2013 发布的第五版《精神疾病诊断与统计手册》将雷特氏综合征排除在孤独症谱系障碍之外。

象性游戏。这一阶段的表现和极重度的残疾儿童身上的孤独症障碍的表现相像。有趣的是，过了长短不等的一段时间之后，这类儿童往往没有了孤独症的社会性障碍，变得能对社交性亲近表示做出反应，但还保留着该综合征的所有其他特征。其病因如同在社会交往能力方面的改善一样，人们尚未知晓。

脆性 X 综合征

这是一种由于 X 染色体异常而产生的遗传疾病。在男性中较为常见，也较为显著。患者出现程度不等的某些体貌上的异常，包括大耳朵及长脸等。伴有不同程度的学习障碍，动作刻板，对声响及抚摸过分敏感、重复的生活常规以及言语异常都是常见的表现。在这些孩子身上可以见到多动及注意力集中时间短暂等情况。其社会性行为尤其有趣，通常避免视线接触，得病的孩子往往会和他人的身体保持距离。他们在社会化方面的困难似乎是由于羞怯、焦虑、不喜欢别人抚摸而产生的，而不是出于社会性孤独及漠不关心，这与孤独症有质的区别。在少数病例中，也会出现孤独症类型的社会性障碍。这些人仅占所有有孤独症障碍人群中的一小部分，不过脆性 X 染色体检查现在已经成为孤独症行为调查的常规项目。

获得性癫痫失语综合征

这种罕见的障碍（Landau-Kleffner Sydrome）通常出现在 3 ~ 7 岁的儿童身上。这类儿童原先发育正常，虽然有些人语言发育迟滞。最初的症状也许是行为方面的改变或者是影响到语言的一些问题。许多人有类似孤独症的特征，如对视不良、重复的生活常规及拒绝改变等。脑电图（EEG）异常是其特点，但只有在使用特殊的记录方法时，才可能探测到这一点。有可能存在癫痫发作，但并不总是出现。类固醇（steroid）药物能使他们的行为问题得到显著改善，也需要使用抗癫痫药物。已经研究出一种脑外科手术治疗这种疾病，据报道在一些儿童身上效果很好。

其他的神经疾病

许多已知的会影响到大脑的疾病，都可能与孤独症障碍或一些孤独症行为有联系。某些先天性或者在出生后头两年内出现的疾病，尤其可能与孤独症障碍及学习障碍相联系，并且往往同癫痫相联系。主要的疾病有结节性硬化症（tuberose sclerosis，这是一种遗传疾病，在脑部、皮肤及其他器官上长有异常组织的斑），未经治疗的苯丙酮尿症（另一种遗传疾病，造成生化方面异常，这种病如在婴儿期得到诊断，是可以用特殊饮食加以治疗的），母亲在怀孕期感染的一些病毒及其他感染（尤其是德国麻疹），婴儿期痉挛（一种在出生后头一年出现的罕见的、严重的癫痫形式）等。由于各种各样的病毒感染所造成的脑炎，尤其是出生后最初几年出现的脑炎，也可能引起孤独症。还存在各种各样其他的与学习障碍及癫痫有联系的疾病，偶尔也会出现孤独症。

其他的一些先天性疾病（有些已知是遗传性的，而另一些的病因仍然未知），除了有些身体方面异常以外，往往还具有一种或一种以上的孤独症障碍的行为特征，但并不具有其全部的行为特征。脆性 X 综合征前面已经提到，另外两种实例是威廉姆斯综合征（Williams Syndrome，也叫婴儿高钙血症，常见特征是重复语言和提问以及天真的、不适当的社会性的亲近）以及德朗热综合征（Cornelia de Lange Syndrome，自伤可能成为严重的问题）[1]。妥瑞氏综合征（Tourette's Syndrome）是一种神经性障碍，症状包括发出低沉的哼声及抽搐、强迫观念、说猥亵的话、注意力缺损以及活动过度等。在任何一种这样的疾病中，偶尔都会出现孤独症

---

[1]译注：小儿阿姆斯特丹型侏儒，又称科妮莉娅德兰格综合征，一种先天性染色体异常综合征。

障碍的全部形态。

所有这些疾病的诊断取决于对体征及病史的认识，取决于对行为模式的观察。即使孤独症行为与某种已知的身体疾病相关联，也必须把孤独症行为考虑进去并加以适当的处置。

严重的听力障碍

生来就有严重听力障碍的儿童在学会理解及使用口语等方面有许多问题。在幼小的时候他们可能在行为方面存在障碍，具有一些能在孤独症儿童身上见到的行为特征。但是，如果他们不是有听力障碍兼孤独症的话，就会形成社会性依恋，能够使用手势、面部表情、模仿比划，最终能够用手语来交流，并能进行装扮游戏。

孤独症有可能同任何程度的听力障碍同时发生，在这种病例中必须做出双重诊断。重要的是要确定有孤独症行为的儿童并不同时是聋童。测试往往很难，但是家长对孩子在家里的行为的观察，可能最有助于做出判定。

严重的视觉障碍

一些存在严重的先天性视觉障碍的儿童，出生时似乎发育正常，在出生后第二或第三年会开始表现出孤独症行为。一些生来就合并有严重视觉及听力障碍的儿童，尤其是那些由于母亲患德国麻疹而得病的儿童，会有孤独症行为。在这些儿童身上出现的孤独症行为，无论是一出生就有，还是在第二或第三年才出现，似乎很可能同脑损伤相关联，而不仅仅是由于感觉方面的损伤。

一些有先天性视觉障碍的人有刻板的动作，可能是作为对缺少视觉刺激的补偿，但并没有孤独症行为的任何其他特征。

发展性语言障碍

有这种障碍的儿童会在口语方面存在问题。那些存在"接受性"语言障碍的人在理解词语方面有困难，因而在学习说话方面也会有困难。而那些有"表达性"语言障碍的人能够理解得相当好，但难以说出词语来表达他们的意思。没有接受性或表达性语言障碍的也可能出现发音方面的困难。一些儿童混合有各方面的语言障碍。

有接受性语言障碍的儿童，尤其是幼儿，往往不理会声音，表现出社会性退缩。可是，如果只是单纯有这方面的障碍，他们会使用手势、视线指向、面部表情及模仿比划去交流，从而能够学会一种正式的手势语。如果他们学会阅读和书写，可以通过书写来交流。他们确实能同别人交往，能发展想象性的游戏，即使他们的行为就其年龄来说趋于不成熟。单纯的接受性语言障碍比较罕见。当然，孤独症障碍在语言理解方面的困难是很常见的。在孩子年幼的时候，即使呈现出社会交往、沟通及想象力方面的三合一障碍，接受性语言障碍也有可能被归因于单纯的语言障碍。这对孩子及其家庭都没有帮助，因为这样会推迟向儿童提供正确的教育以及向家长提供建议和帮助的时间。正确的诊断必须根据全部病史及当前的行为表现，而不仅仅是根据语言测试。一些处于孤独症及接受性语言障碍边界的儿童诊断起来很难。重要的是对每个孩子的障碍性质做出精确的评估，使教育及行为矫正计划能适合他们的特殊需要。

单纯的表达性语言障碍的儿童能够理解言语，他们能够使用非口语的交流方法，通常能进行社会交往（虽然不成熟）并会装扮游戏。表达性语言障碍有可能与动作协调不良有关。这类障碍也可能与孤独症障碍同时出现。

语义 – 语用障碍

提出存在这一障碍的想法仅仅是几年之前的事情。这种障碍被描述为一种疾病，患者的言语产出流利且语法运用正确，但在理解言语方面存在严重的缺损。言语产出重复很多，往往是即时仿说或延时仿说。这些儿童的记忆力很好，也许能过早地发展阅读能力，但理解力却很差。语言的语用方面在于语言在社会性谈话中的运用以及语言与情景的关联。在语义 – 语用障碍综合征中，患者在这方面的障碍显著。某些人还有一些特殊的兴趣和重复的生活常规。正如莎拉·利斯特·布鲁克（Sarah Lister Brook）及德莫特·鲍勒（Dermot Bowler）在对已发表的研究成果进行比较之后所指出的那样，这是对孤独症障碍中"主动但怪异"的群体的描述，包括可以诊断为阿斯伯格综合征的那些人[1]。一些语言学及语言治疗专家却坚持认为语义 – 语用障碍能独立存在于孤独症谱系障碍之外。通常这是因为他们的注意力集中在语言方面，而没有考察这种儿童的整体行为模式以及从婴儿期开始的发育史。孤独症专业领域中的大多数人则认为，把语义 – 语用障碍同孤独症谱系障碍区别开来并没有任何价值。这样做的弊端是不能识别出孩子的整体障碍模式，从而不能说出他们的全部需要。这样也很容易误导家长。

注意力、动作协调及知觉障碍

每一种这样的发育障碍都能单独出现或合并出现。它们可能与语言障碍、活动过度及活动不足相联系。患者在感知方面的问题包括词语中字母的混淆以及字母和词语的倒置等，因而会伴有学习阅读、书写、拼

---

①原注：Lister Brook, S., Bowler, D. (1992) Autism by another name? Semantic and pragmatic impairments in children. *Journal of Autism and Developmental Disorders*, 22, 61 – 82.

词方面的困难。坚持依生活常规行事、抵制变化等表现都很常见。克里斯托弗·吉尔伯格和他在瑞典的同事们已经发现，在合并有注意力、动作协调及知觉障碍（叫作 DAMP 综合征）的儿童中间，不少人具有可以诊断出来的孤独症障碍，尤其是阿斯伯格所描述的那种类型。就所有的发育障碍而言，重要的是去获得详细的病史，识别出可能会呈现的每个要素及其严重程度，而不是去确定能解释所有其他特征的疾病。

选择性缄默

少数儿童只在一种情景中（如在家里）说话，在其他地方（如在学校）则保持沉默。在陌生环境中羞怯及不愿说话，在刚开始说话的学步幼儿身上是相当常见的现象，若这种情况持续到上学的年龄，就成了需要关注的现象。

"选择性缄默"，顾名思义，可能与包括孤独症障碍在内的各种各样的语言、行为问题相联系。诊断的目的是要找到这种行为的原因。这就需要了解从婴儿期开始的全部病史，了解儿童在不同情景中的整体行为模式的细节。如果儿童确实能说话，要了解其语言的使用方式以及了解他是否会使用非口语的交流方法等。"选择性缄默"这一术语是指一种特定类型的行为，本身并不是诊断，因而如果孩子呈现出选择性缄默行为，并不能说他就没有孤独症行为。

各种精神疾病

任何一种类型的精神疾病都能使孤独症障碍复杂化，尤其是在青少年期及成年早期（详见第十四章）。诊断及治疗往往会遇到困难，因为精神病医生除了要了解成人精神病之外，还必须了解出现在青少年及成年人，尤其是出现在能力较高的人们身上的孤独症谱系障碍。诊断错误有三种类型，任何一种错误诊断都会导致提出不适当的治疗、服务及长期护理方面的建议。

第一类误诊是错把没有合并症的孤独症障碍当成是精神病。未经诊断为孤独症障碍的具有边界能力、平均能力及超常能力的成人曾经被错误地判别为有种种精神病。最常见的误诊有强迫症、抑郁症及精神分裂症等。必须从家长那里获得患者的全部发育史，包括所有的有关细节，以做出正确的诊断。

通常在青少年期或成年期见到的精神病，包括精神分裂症在内，可能出现在儿童期并导致行为异常的情况非常罕见。必须根据病史及行为观察把它们和孤独症障碍区分开来。儿童期精神分裂症特别罕见，从7岁之前就开始的还未曾有过报道。有一类孤独症儿童，他们的社会性亲近表现主动却很古怪，他们有许多重复性言语并能进行假想装扮游戏。在这一类型的孤独症儿童身上，最可能出现诊断的混淆。精神分裂症的特点是妄想与幻听，只有当孩子被报道存在这些现象时才能做出精神分裂症的诊断。这就意味着，只有当孩子有足够的言语时才能做出这一诊断。

"精神分裂样人格障碍"的诊断已经引起了某些混淆。"人格障碍"这一术语用于包括各种各样的行为模式。这些行为模式虽然显著区别于通常在文化上被接受的范围，而且是始终如一的，为个人所特有的，但并不能用精神病来加以解释。问题在于，人格下面潜在的种种因素，无论是正常的或者是偏离的，都仍然不为人知。就"精神分裂样人格"而言，对被做出这种判别的人们的种种描述，无疑已经包括了一些有孤独症谱系障碍的人，尤其是包括阿斯伯格所描述的这些人。ICD-10关于精神分裂样人格障碍的诊断标准包括情感淡漠，向他人展示热情的能力局限，总是选择单独的活动以及没有任何亲密的朋友等各项，而这些都能在孤独症障碍中出现。

迪格比·坦特姆（Digby Tantam）对符合"精神分裂样人格障碍"诊断标准的成人进行的一项研究表明，许多人具有可诊断为孤独症谱系障碍的发育史。一些研究人员一直在使用"精神分裂样人格障碍"这一判别来称呼其行为表现从儿童早期以来与阿斯伯格所描述的一模一样的青年人。显然，发生的情况是，从事儿童工作的精神科医生与仅仅从事成人工作的精神科医生各自看到了同一类人，但由于是在这些人的不同人生阶段看到的，因而不同的医生对同样的人给予了不同的判别。"精神分裂样人格障碍"这一术语所覆盖的临床表现的范围与较高能力的人们身上的孤独症谱系障碍并不完全相同，但有很多交叉。如果有选择机会，哪一种判别最好呢？其答案是要去选择一种对这个人最有帮助的判别。"人格障碍"这个判别模糊不清，太笼统，没有任何有用的含义。"精神分裂样人格障碍"这一术语暗示与精神分裂症有联系，但根本没有任何证据可以证明有孤独症的人要比其他任何人都更有可能在成年期患精神分裂症。说某个人有"精神分裂样人格"，对于治疗或者患者所需要的种种帮助及服务，根本不能提供任何的指导。相反，如果把它分类到孤独症谱系障碍中去，由于大家都认识到这是一种发育障碍，因而就能确切地研究出是哪个方面的发育受到了影响，从而考虑采取什么办法来减轻问题行为。这种途径具有重大的实践意义，有助于有孤独症谱系障碍的人们，因此，这种诊断分类是应当推荐的分类。

　　第二类误诊是漏诊了与孤独症障碍并发的某种精神疾病。容易漏诊是因为难以从孤独症障碍患者那里得到全面的、表达清楚的症状史。从家长及其他照顾者那里获取信息是必不可少的，尤其是要获取偏离了通常行为模式的任何最近变化的信息。

　　第三类误诊是诊断出了精神病却没有能识别出存在着潜在的孤独症障碍。当存在精神病的充分证据，却未曾询问家长有关发育史的时候，就可能发生这种情况。如果对精神病做出诊断和治疗的精神病科医生能有一些有孤独症障碍的成人方面的经验，而且能敏锐地发现患者在社会交往及沟通方面的古怪表现，就能得到补救。

剥夺的后果

　　被严重剥夺了刺激性体验，尤其是剥夺了与养护人员的密切接触和沟通的婴儿和幼儿，在社会交往、语言和智力发育方面都会受到阻碍。他们会变得非常退缩，不会做出反应，以致给大家一种有孤独症的印象，但对整体行为模式进行观察就会显现出二者的区别来。不过，用于诊断的最重要一点，是看在向儿童提供了较好的照顾与更广泛的体验之后的效果。被剥夺的儿童在给予了几天或者几周这样的照顾之后，就会在各个领域中大踏步地发展。而另一方面，孤独症儿童的进展是非常缓慢的，而且即使在经过多年的爱心照顾与耐心教学之后，他们的基本障碍依然存在。

克拉克夫妇（Clarke and Clarke）在他们的《早期经历：神话与证明》（*Early Experience：Myths and Evidence*）一书中提供了最终获救的被剥夺儿童的最有趣的实例，并且就究竟严重的剥夺持续多长时间会对孩子发展构成不可逆转的影响这个悬而未决的问题进行了讨论。要是一个重度弱智或者一个有孤独症障碍的儿童刚巧又在早年被剥夺，诊断起来就会有种种困难。

在最近几年里，有人对英国家庭收养的罗马尼亚孤儿进行了研究。这些孩子从小就生活在身体方面和情感方面都受到严重剥夺的环境里。迈克尔·路特教授和他的同事们发现[1]，在 4 岁的时候，这些孤儿有 6%表现出孤独症样的行为模式，另外还有 6%仅具有孤独症的某个孤立的特点。他们跟典型的孤独症有种种区别，尤其是在 6 岁时进行追踪研究的时候，人们在被过继的孩子身上看到了进步。所以，这些作者使用了"准孤独症"（quasi-autism）这个术语。要想了解孤独症的临床表现与谱系障碍中的其他疾病之间的相互关系，需要进行更多的研究。

---

　　[1]原注：Rutter, M. et al.（1999）Quasi‐autistic patterns following severe early global privation. *Journal of Child Psychology and Psychiatry*，40，537‐550.

第七章　孤独症谱系障碍的病因

孤独症障碍病因观点的演变历史，已经在第一章中简单地描述过。

1970 年本书第一版写成的时候，仍然还有许多专业人员相信这样的理论：孤独症是由于父母抚育自己孩子的不当方式造成的。在当时，有必要就赞成或者反对这些概念的论点进行详细的考察。从来没有任何科学的证据能够支持这样一种观点。人们在进行了一些恰当的对照研究之后，明显就会发现，这些理论是错误的。现在，在本领域中拥有扎实研究知识的专业人员中间，再也没有人会有这种认识，因为已经有强有力的证据证明，是身体方面的原因导致了发育上的障碍。除了用特殊检查方法得出的结果之外，经常的癫痫发作以及一般的学习障碍都是脑功能失调的一种临床指标。现在要探究的是身体方面原因的本质，很可能原因还不止一个。

对病因的研究正在从三个相互不同但又相互联系的层面上着手进行——这就是：先天性病因研究，由先天性病因引起的大脑病变的位置和本质研究；由大脑病变（本身就是先天性病因引起）引起的心理功能障碍研究；这些病因如何导致能够观察得到的种种不正常行为方面的研究。这是科学版环环相扣的故事[1]。

----

①译注：此句原文为"It is a scientific version of the House that Jack Built"，其中"the House that Jack Built"是类似我国绕口令形式的童谣，并作为流行歌曲演唱，大意是："杰克盖了房，房里堆了粮，耗子把粮吃光，猫把耗子抓伤，狗又把猫逼上房。"

先天性病因

研究已经证明，各种各样可能引起脑部病变的特定疾病都可能与孤独症障碍有联系，其中有一些疾病已经在第六章中提到过。

有孤独症障碍的儿童在出生过程中产生的种种问题往往比普通孩子更为常见。过去，人们以为这些问题可能就是一些包括孤独症在内的先天性障碍的原因。可是，现在人们认为，难产的一些情况是跟那个孩子身上先前就存在的种种异常有关。看上去，是那个婴儿促成了分娩过程中产生的问题，因而可能是出生前的种种发育异常引起了各种障碍。这一点引起了研究者的特别兴趣，因为现在有大量的证据证明，除了与孤独症行为相联系的一些遗传性疾病（诸如结节性硬化症）之外，在许多孤独症障碍的病例中，基因方面的因素也非常重要。对双胞胎和家族史的研究已经显示出肯定的结论。家族中的种种模式表明，病因不仅仅是单一的显性基因或者隐性基因引起的，其发病机制必定是复杂的，并且包括了几种基因。

各个国家的科研团队正在努力试图找到那些引起病理变化的染色体和基因的位置，尤其是在凯纳所描述的那类孤独症方面。虽然人们已经清楚，在一个延伸的家族中，可能会出现不止一种类型的孤独症障碍以及其他发育迟滞或者发育障碍。1994 年发表的由帕特里克·博尔顿（Patrick Bolton）和他的同事们进行的一项研究[1]显示，在有典型孤独症的儿童的兄弟姐妹中间，也有典型孤独症的几乎占3%，有其他广泛性发育障碍（孤独症谱系障碍）的同样占3%。这些诊断所依据的是国际疾病分类系统 ICD-10 的诊断标准。他们还寻找到了更多的具有不十分明显的沟通和社会互动障碍以及重复行为模式，但还不足以诊断为孤独症谱系障碍的人们。他们发现，具有一种或一种以上障碍，但不十分明显的

---

[1]原注：Bolton, P., MacDonald, H., Pickles, A., Rios, P., Goode, S., Crowson, M., Bailey, A., and Rutter, M. (1994) A case – control family history study of autism. *Journal of Child Psychology and Psychiatry*, 35, 877 – 900.

占20%。研究者还将这些孩子同由唐氏综合征（Down's syndrome）的儿童组成的对照组进行了对比研究。唐氏综合征儿童的兄弟姐妹中没有患孤独症障碍的，其中具有不十分明显的沟通和社会互动障碍的仅占3%。看起来，唐氏综合征儿童的兄弟姐妹几乎不可能有孤独症类型的各种障碍，而有典型孤独症的各种障碍儿童的兄弟姐妹中有孤独症或者有各种孤独症样特征的百分比却比一般人群要高得多。

　　研究者对那些有典型孤独症且由可以确定的疾病引起的儿童所占的百分比，有不同的观点。最恰当的估计数来自流行病学的研究。在这些研究中，所有符合条件的儿童都能够被见到、检查到，这是因为，假如某一个孩子患有与孤独症相联系的结节性硬化症，那么他所患有的孤独症也许并没有被识别出来，因而也不会到专门的诊所诊疗。从典型孤独症的流行病学研究中得出的数字看，由于所选择的标准不同而各不相同，但是其中有可以确定的、与孤独症相联系的疾病的，似乎占10%～25%。这些疾病十分可能在具有重度或极重度学习障碍的孩子中间发现，虽然这些疾病可能出现在任何能力水平的个体身上。

　　对于跟阿斯伯格综合征表现相联系的疾病，至今还没有任何详尽的研究，但是个别的病例曾经有过报道，如跟结节性硬化症相联系的病例。

大脑病变

　　先天性病因如何影响大脑的功能，在什么部位影响到大脑的功能？是否所有类型的病因都起源于相同的大脑结构和功能？或者是否存在可能引起各种孤独症行为表现的不同的病理表现？不同的亚群是否具有不同类型的大脑功能失调？这些问题仍然有待于解答，但是，大脑造影技术、神经解剖学、病理学以及生物化学等，都对典型大脑功能研究以及大脑病理研究做出了贡献。

　　多年以来，人们针对受到影响的各个大脑区域，提出了各种不同的理论。似乎非常可能的是，通常早在出生前很久，病人就已经开始偏离典型的大脑发育过程。现在的推测是，这一偏离过程会影响到随后的大脑生长发育。跟典型的大脑功能的不同之处，也许存在于大脑各个区域之间复杂的内部联系的组织方面，而这些对于心理功能是至关重要的。随之而来的个体在偏离发育路径方面的多样性有可能是临床表现多样性的解释。

针对涉及大脑中信息传递的神经化学方面的研究，以及针对大脑活动的心理测量方面的研究，正在继续进行。到目前为止，研究的结果一直是不一致的，但是技术方面的进步，包括新的大脑成像的方法，令人们有理由希望在未来产生出更多有结论性的科学发现。现在人们的兴趣还包括会影响早期大脑发育的各种激素方面，如催产素（oxytocin）[①]。

心理功能失调

人们对心理功能失调的不同方面进行了各种各样的研究，试图识别出潜在于特征行为背后的这种障碍，或者说这些障碍的本质，尤其是三合一障碍的本质，其中包括对语言、记忆、注意力以及视觉—空间技能等方面的调查研究。本领域的最新发展是从普通儿童在了解他人的思想与感情方面的成长过程的研究成果中产生出来的。这种发展性技能被称为"心理理论"。乌塔·弗里斯和西蒙·巴伦－科恩以及他们的同事在有凯纳所描述的孤独症的儿童中间就此进行了调查，并在这类孩子身上发现了种种显著的障碍。这完全符合有孤独症幼儿身上那种典型的社会性漠不关心，以及年龄较大、能力较高的病人身上那种社会性天真的表现。

随着调查研究的进一步深入，复杂的情况越来越明显——这是科研工作中大家熟悉的经验。即使在孤独症方面，心理理论的发展水平都与语言理解有关。一些儿童虽然不能够通过那些比较复杂的心理理论测试

①译注：从脑垂体后叶释放出的一种少量多肽激素，在分娩时使子宫松软，肌肉收缩，并在哺乳期加速乳汁从乳房中流出。近年来，一些研究表明，孤独症人士的社交障碍可能与催产素缺乏或利用不足有关。

项目，却能够通过一些简单的测试项目。在对具有阿斯伯格所描述的行为模式的年轻人进行测试时，尽管他们在现实生活中明显会表现出对他人缺乏了解，但其中一些人有能力通过全部测试项目。正如乌塔·弗里斯已经指出的那样，迄今为止所设计的心理理论的各项测试，仍然是为研究工作设计的，不应当用来诊断孤独症。即使能够通过这些测试项目，也不能排除孤独症的诊断。需要研发出更加精确的测试，来揭示出社会性障碍的确切本质。

正如在第二章讨论过的那样，有孤独症障碍的人似乎在认识或者在感受自己的各种经历的意义方面存在着极大的困难。有孤独症障碍的人不是发展人类通常先发展的那种行为模式。对于他们来说，只有少数几件事情才具有情感意义，并且往往只是对他个人具有特殊意义，而通常这几件事对于适应生活几乎没有什么用处。揭示大脑是如何赋予物体和事件以情感意义方面的研究，可能会证明这与孤独症障碍有很大的关联。

在本领域的所有研究中，都必须考虑四个方面的问题。第一，因为孤独症障碍可能与影响到大脑的各种各样的疾病相联系，所以必须把孤独症所特有的异常表现跟可能发现的其他异常表现区分开来。第二，跟孤独症有关的一些问题，必须跟任何与学习障碍相联系的问题区分开来。这样做很困难，因为学习障碍可能作为孤独症障碍的结果出现，也可能是由于可以观察到的其他疾病所引起的，而这些疾病也许跟孤独症有联系，也许并没有联系。第三，孤独症障碍的一些常见特征，诸如对感觉刺激的怪异反应以及动作方面的问题等，尽管并不是诊断时必不可少的条件，但在任何一种全面的病因理论中，都必须对此做出解释。第四，孤独症障碍难以定义，这就难以进行比较研究。已经设计出的各种访谈量表和观察量表，可获取详尽的临床信息，旨在确保用于研究的被试样本之间的可比性。虽然这些措施有所帮助，但是并不能完全解决这些问题。

过去的许多研究都集中在有典型儿童期孤独症的方面，现在，对于具有阿斯伯格所描述的行为表现的儿童，也已经进行了调查研究。把研究工作扩大到覆盖全体具有三合一障碍的人们，不仅包括儿童，还包括各个年龄段的成人，这会是非常有趣、非常有益的事情。本领域的另一种研究方法，可能是拿孤独症障碍方面的病理表现跟其他疾病的病理变化进行对比，如脆性 X 综合征，在这种综合征中能够发现孤独症表现的某些方面，但不是所有的方面。

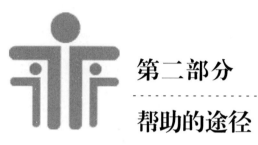

第二部分

帮助的途径

第八章　了解时间与空间

虽然孤独症障碍会趋向于缓慢的发展，但仍然会影响到日常生活的所有活动，而且通常这些障碍是终生的。对这些残疾没有已知的治疗方法，但这并不意味着什么都不可能去做了。可以在家里和学校里用特殊教育的方法来帮助患者对障碍进行补偿。这个问题在许多方面都和那些有无法治愈的听觉障碍或视觉障碍儿童的家长和老师所面对的问题相似。可以通过教育来帮助这些儿童，使他们的潜在能力得到充分的发展，无论这种潜能有多大和多小；可以给予那些成人充分的机会去运用他们确实具有的技能。一些儿童有太多其他的残疾，难以取得很大的进步，但即使在这些个案中，也值得尝试去鼓励较多的恰当行为，教他们学习简单的生活自理。对于能力较高的那些儿童，可能取得的成就会大得多。

在有孤独症谱系障碍的人身上发现的学习障碍和不恰当行为，在很多方面都与在其他发育障碍人士身上发现的相似，因而，作为教学与护理方法基础的一般原则都可以加以应用。可是，有孤独症的人缺乏了解过去和现在经历的基本能力，这就造成在理解时间和空间方面存在一些特殊困难。只有在理解了这些困难，并且把这些困难考虑进去时，各种教学和护理计划才能奏效。在本书的其余部分，在不同的标题下，还将提供更多有关时间与空间方面问题的实例以及所建议的各种帮助方法。但是，由于在时间与空间方面存在的问题，对于理解有孤独症的儿童和成人如何看待外界的方式十分重要，所以需要专门的一章来加以阐述。

时间方面的问题，与根据钟表报时无关。因为一些有孤独症的人能够正确报时。困难在于理解时间的进程以及把时间与正在进行的各项活动联系在一起的这些方面。不能等待的现象往往就证明了这一点。在所有幼儿身上，没有耐心是常见的现象，但是在有孤独症障碍的人身上，这种情况会延续多年，甚至延续到成年生活之后。一些儿童在吃饭、散步、乘车兜风，或者在得到他们想要的任何东西等方面，要是等待超过一秒钟，就会尖叫。在试图说服孩子在限定时间范围内去洗脸、穿衣、准备上学或者准备其他某一事件时，可从另一方面看出他们对时间理解不良。即使是他们中最有能力的人，也会觉得不可能去应付时间限度。这方面的问题可能成为他们难以独立的重大障碍。

在时间方面发生混淆的最为明显的实例之一，体现在那些具有足够语言能力的人连续不断地要求对未来事件以及未来事件发生的时间做出保证的方式上。他们无数次要求得到精确到细节的时刻表。家长和教师企图将这种情况归结为一种引起人们注意或者令人恼怒的愿望，但是与这些问题相联系的、潜在的焦虑情绪表明，真正的困难在于理解未来终将变成当前。这个问题的另一个方面，是缺乏对某一事件一旦开始必将会终结的了解。一些儿童在被带领踏上新的旅途时，由于不知道是否还能够重新回家，又不知道该怎么询问，因此会感到极度的苦恼。这种由于担心到时候会迷路所产生的恐惧，还能够用来解释：为什么在预期的时刻表中出现了任何未曾料到的变化时，他们往往会出现强烈的敌对反应。一些能力较高、有能力根据钟表来识别时间的孩子，他们变得对时间念念不忘，要求凡事都必须精确按照预先安排的时刻发生，不容更改。有这样孩子的父母，原先答应过"五分钟之后"就去做某件事，结果花了六分十四秒，这一下就大祸临头了。

在时间方面产生的麻烦在于，时间看不见、摸不着，但又不得不根据事件的顺序去推断。这就跟言语有些相似，因为言语也是根本看不见、触摸不到的，一旦说出来就无可挽回了。看起来，有孤独症障碍的人在处理非独立、非具体存在的连续事件方面存在严重的问题。时间的概念总是让哲学家们感到困惑和萦回于怀，但是大多数人却与生俱来就具备在日常生活过程中理解时间的能力。有孤独症障碍的人们似乎缺乏这种理解能力，缺乏的程度因其智力水平不同而存在显著的差异。

帮助的最佳途径是在实践中描绘时间的流逝——抽象的概念必须变

成具体的东西。视觉时间表的作用是无价的，它可以由图画、照片组成，如果孩子能够阅读，也可以由词语组成，或者三者相结合。白天可以划分为若干时间段，用吃饭和吃点心的时间来标出。在由左至右书写的国家里，时间的顺序可以由左至右，显示白天的进程。每个孩子必须有他们自己的时间表。一天开始，孩子在家长或者老师的帮助下，去经历那一天用图片标出的各个事件。一些孩子喜欢把前一天标出来，表明前一天已经过去。在通过时间表交谈时，每一个事件的结束和开始一样，都应当加以解释——"午饭后我们到公园去荡秋千，然后我们再回家"。在出发旅行时，应当清楚地说明，旅行结束就会回家，或者回到出发的地方。

在将有计划的变更引入教学计划时，这样的时间表是很有用的。只要有可能，就应该避免无计划的变更。如果确实接到了无计划的变更通知，应该尽可能多地做出解释，给予安慰。一些孩子喜欢把未曾预期的变更插入他们个人的时间表，以便用来作为过去的记录，供事后谈论。时间表应当保存起来，以便用来谈论过去和将来。对于一些孩子来说，这可能成为很多快乐的来源。家长常常说，他们的孩子似乎从不回忆快乐的事件，或者盼望令人愉快的场合，尤其是圣诞节或者其他特殊的节日，这是多么令人伤心的事情，因为这意味着孩子们缺失了生活中的两大快乐来源。制作以及保留过去和未来事件的记录，有助于培养对过去和未来的欢乐事件的欣赏。图片、幻灯以及录像等都可以用于这个目的。

较短的时间段的流逝也可能用提示来标出。只要结束的时间已经确定，或者等待的时间已经以某种方式标出，就可能帮助一个孩子去继续完成任务，或者静静地等待某件事情发生。除非孩子能够依据时钟识别时间，让他们看着数字或者模拟的时钟来理解时间是在移动的，这通常是不可能的。如果时间段的结束用闹钟或者厨房用的定时器来标示，他们理解起来就会容易得多。作为替代的方法，也可以使用一种装置使得时间能够看得见，例如用计算机来显示一项计划在时间方面进展的方法是逐渐在一条长的纸条上充满颜色。

能力较高的孩子在使自己有思想准备方面也需要协助。这些问题在主流学校尤其尖锐。个人的时间表，每天要带去学校的物品的清单，何时去何地的书面指令和地图（如果他们要去上课的教室不止一个的话）等，都能够使他们轻松度过学校的生活。一个他们能够寻求帮助或能够理解他们困惑所在的人是必不可少的。在社会上就业的成人需要相似的帮助。

有孤独症障碍的人们在理解空间物体间的界限和相互关系方面也存在困难。一些非常小的儿童以及障碍非常严重的人们，可能对自己躯体的各个部分也会发生混淆。例如，一个有孤独症的小女孩在 5 岁时看到自己的手从袖子里伸出来，仿佛从来没有见到过。孩子们可能难以把从各个不同角度见过的同一物体的形象联系到一起，这一点可以用来解释为何他们常常从不同的角度近距离考察物体。他们可能并不了解在他人看来似乎显而易见的物体之间的界限。例如，他们可能不知道自己的家与另外一家的界限。通常他们非常不了解没有清楚标记出的、不十分明显的界限，如其他人的个人空间，或者在拥挤的海滩上其他家庭所占有的区域等。他们对人们之间的复杂关系感到困惑，这并不令人惊讶。

为了减少这种困惑，空间和时间方面的界限，以及人、物、事件之间的关系，都必须运用各种可能的视觉手段来表达抽象的概念，以尽可能简单的方法加以解释。一个装有熟悉地点的照片的相册可以用来作为教具。每天从头至尾看一遍照片，说出照片中的事物的名称，复述涉及这个孩子的各种事件的故事等，是孩子们喜欢的一项活动。对于那些在就寝前没有兴趣读小说的人来说，这是一项非常有用的替代活动。

有孤独症障碍的人缺乏生活的内部结构，他们需要一种由养护者和教师为他们构筑的外部框架。即使能力最高的那些人也需要这种类型的支持。最成功的病人能够在他们所选择的工作和生活安排中找到这类支持，但是如果这种结构被生活中的偶发事件完全打破的话，他们也会变得很脆弱。

在一生中，无论你做什么，总会有消极的一面。这种手段的缺点在于，当一个有孤独症障碍的孩子喜欢上了时间表，并从中得到了帮助，就可能变成一种在任何情况下都不得改变的重复常规。运用故意引入种种变更的技术有助于克服这种缺点。总而言之，尽管问题可能存在，运用时间表的正面收获还是大于负面影响。

第九章　三合一障碍

无论还可能呈现出其他什么疾病，社会互动、语言沟通和想象力三合一的障碍，以及经常出现的重复行为模式，是联结所有孤独症障碍的共同线索。在此领域受过训练的、有经验的教师一直在研发能够帮助孩子们对这些障碍进行补偿的方法。现在，人们能够获得涉及所有上述各个领域的图书和论文。这里提供给家长的只是能够在日常环境中运用的一些简单的思路。

社会互动

这是孤独症疾患中使家长最头痛、最感到失败和负疚的一个方面，而失败感和负疚感完全没有必要。

发展社会性接触

有凯纳所描述的典型孤独症的这类幼儿，看上去很孤独，对他人漠不关心，除非受到某个人的干扰，否则他们很乐意待在自己的天地里。阻碍与这类儿童接触的原因，是他们不喜欢被别人抚摸。这就可能使得洗脸、穿衣成了一场噩梦。在外出散步时，他们会抵制让别人抱，与此矛盾的是，他们又通常喜欢乱打胡闹的游戏。利用这类游戏可以让他们感到与他人的身体接触是愉快的。游戏过程一开始可以比较活跃，然后逐渐变得平静、轻柔。这类躯体接触还可以与他们喜欢的其他体验相联系，如在上午进食期间用饮料或饼干等配合进行。许多孩子喜欢音乐，假如情况如此，他们可能会高高兴兴地坐在父母的腿上，一面摇晃，一面听着一支喜欢的曲调。他们在某种体力活动之后，或者在洗澡之后，可能比较能够接受身体接触。开始时，也许有必要将这种接触控制在几秒钟的时间里，然后逐渐增加接触的时间。

尽管他们只会机械地运用社会行为，但仍可以教给他们某些恰当的行为。对视确实会随着年龄的增加而趋向改善，但也可以鼓励他们去改善对视。提供对视不会引起痛苦，在跟他们说话的时候，可以轻轻抱住孩子的头，以吸引他们的目光。一些孩子会对成人夸张的滑稽表情，或者在成人唱起他们喜欢的歌曲时有对视。有一个小女孩喜欢的一种游戏是，在她母亲转动头部以制造滑稽效果时，互相摸鼻子。那个孩子高高兴兴地出现对视并要求做这种游戏，后来又用对视提出其他的要求。

也可以把家庭内部成员之间非常亲热的表达教给孩子们。应该引导他们用双臂去回应别人对他们的拥抱，而不是被动地接受拥抱和亲吻。最好让孩子懂得，这是对来自他人的亲热表示做出反应，以免他们误以为这是欢迎每一个人的方式。

每当有客人首先伸出手来握手时，只要正确引导他们的双臂，就可以教孩子们学习握手。同样，较为妥当的办法是让他们知道，这是对别人先伸出手来的一种反应，而不是鼓励孩子首先伸出手去，因为他们不知道什么时候应该这样做，什么时候不该这样做。教那些会说话的孩子学习一些礼貌的行为是有价值的，例如"请!""谢谢!"等。他们不知道为什么人们会那么说，但是这有助于他们在社会上为大家所接受。

虽然他们没有与生俱来的社会交往本能，但是随着时间的流逝，孩子们确实会以自己的方式依恋养护他们的人。部分原因是由于他们熟悉了父母或者其他的养护者，部分原因是由于父母及养护者能够提供那个孩子需要的东西。一开始，这是一种"有所企图的亲热"，但是一年一年过去了，确实也会成长为某种较深层次的感情。这跟本能的感情绝不是一回事，但也不乏真情。如果家长态度平静，方法前后一致，能够提供明确的规则框架，这些规则适用于家庭所有成员，而且能够给予那个孩子愉快的体验，以弥补经常使他们感到焦虑和困惑的普通生活，这样，就最容易加深那种依恋的感情。

兄弟姐妹们，尤其是那些处于愿意和渴望游戏这一年龄段的兄弟姐妹，对于有孤独症障碍的孩子，也会变得十分重要。兄弟姐妹往往会带领那个有孤独症障碍的孩子去参与各种各样的活动，否则他们是不会主动参与的。尽管那个孩子在大多数情况下都是，或者始终都是一个被动的伙伴，但这并没有关系。游戏的体验是有益的。

即使他们跟兄弟姐妹的关系很好，那些孩子也只是容易跟家庭以外的成人而不是孩子建立关系，尤其不能跟同龄的孩子建立关系。很可能这是由于成人能够适应那个孩子，而其他的孩子，除非他们自己也有孤独症的兄弟姐妹，是不会有足够的领悟能力来改变自己的行为以适应有孤独症的孩子。在跟一大群同龄的孩子在一起时，大多数有中度和重度孤独症障碍的孩子，始终需要成年人的监护和引导，必须保护他们免受欺凌和取笑。有孤独症障碍的儿童没有能力保护自己，也不会通过经验学会保护自己。他们既没有语言方面的机智，也没有在同龄人中间进行抵抗的身体技能。这种情况绝不允许恶化下去，以免那个有孤独症的孩子做出随心所欲的攻击性反应，或者变得退缩不前，独自游逛。

到目前为止，我将注意力集中在鼓励社会交往的方法上面。人们可能在取得良好进步的孩子身上见到过这种表现的另一方面。他们可能变得过度友好，以一种不成熟的方式爱好交往，他们无法把他们熟悉的人与完全陌生的人区分开来。有一个10岁的女孩常常会奔向陌生人，高兴地打招呼，这会引起陌生人的惊讶。她的父母不得不对她进行限制，一遍又一遍地对她解释，她不能跟街上的陌生人交谈，除非她的父母首先说话。起初，她特别心烦意乱，但是几个月以后那个阶段就过去了。现实中并不存在任何简单的答案，因为家长不希望去阻止一种自发的友好表示，毕竟他们花费了很长的时间来鼓励孩子这样做。可是，我还从来没有遇到过任何一个孩子由于他们的过度友好受到抑制而再次变得退缩不前。

旅行、度假与社交场合

跟随父母和兄弟姐妹一起外出旅行，是家庭社会生活的组成部分。

有孤独症障碍的幼儿往往会对熙熙攘攘的人群感到困惑和害怕。在这一阶段，家庭旅行应当仔细加以计划。旅行的距离要相对近，离家不远，以便在情况变得非常令人苦恼时，能够轻而易举地迅速让孩子撤离。各种各样的外出形式都可以尝试。要是一种外出形式不成功，最好把这种形式暂放一段时间，以后再来尝试。参观动物园时，由于动物富有活力，发出喧闹的声响，气味又难闻，可能会吓着一个幼小的孩子，但是在孩子长大一些之后，他们会喜欢去的。在孩子有能力理解的时候，可以预先做好准备，用词语和图片向他们解释打算去什么地方，那里将会发生什么事情，持续的时间会有多长等。十分重要的是要解释清楚，他们最终会回到家里。必须在讲述中包括一些细节，诸如在何时何地吃东西，是否有厕所，要是没有厕所怎么办，等等。

大多数有孤独症障碍的幼儿不能理解生日聚会的意义。要是家长邀请了其他的孩子，而没有设法让有孤独症障碍的幼儿参与进来的话，他们是不会参与的。年龄大一些、功能较高的孩子可能喜欢去参加聚会，虽然他们很少参与活动。有一个男孩只喜欢在聚会上坐着观看其他孩子活动，当他的姐妹受到邀请参加聚会，而他却没有受到邀请时，他感到十分悲伤。主人并没有意识到，他只要安安静静地坐在那里就感到很快乐。那些经常不得不站在外界和自己孩子之间的父母需要克服任何缺乏自信的感觉，应该向朋友和亲戚解释，使孩子能够得到尽可能多的社会生活。在全家款待客人的场合，有孤独症障碍的儿童可能喜欢担当一个特殊的角色，如端着盘子分发糖果或果仁，或者在餐后收拾桌子等。这需要事先加以练习，客人要预先准备好表示赞扬和感谢，如果这样做会让那个孩子高兴的话。

虽然一些有孤独症障碍的儿童害怕火车或公共汽车，但是许多孩子喜欢乘坐任何形式的交通工具去旅行，他们在行进中要比在其他任何情况下还显得平静和快乐。可是，除了真正的旅行以外，离家去度假仍然可能很困难。一个幼小的孩子可能被新的环境弄得不知所措，以致在整个离家期间始终安顿不下来。许多家庭不再外出度假，或者设法在家庭其他成员离家时，给那个孩子安排一个临时寄养的去处。这些问题往往会随着孩子逐渐长大而减少。应当首先尝试短期的休息，远离他人、自带食物的假期有显而易见的优点。

需要事先为孩子做好准备，运用图片去精确解释将会发生什么事情，这样做对于能够理解的孩子们来说非常重要。应当带去孩子喜欢的一些物件，活动的计划应当安排得尽可能让孩子一直感到有趣和快乐。目的是要把外出度假与欢乐的场合联系到一起，使旅行最终比较容易组织。这种努力是值得尝试的，因为孩子如果喜欢这种新的体验，将有助于他们建立信心来取代恐惧。有一个孩子在家长第一次试着带她去旅行时，觉得难以忍受到达度假目的地之前的长时间旅行。尽管家长试图做一些解释，她也不知道旅途要花费多长时间，最终会发生什么事情，但是由于她能够认识词语、匹配词语，因此，在下一次带她去长途旅行时，父母事先给了她一份沿途要经过的城镇和村庄的清单。在旅途中把带有地名的路标指给她看，她在路过一个一个地点时，把这些路标从清单上逐一划掉。事实证明，这是一种愉快的消遣，而且用视觉的手段向她显示了旅程的长度。

沟通

在本书第一版中，我曾经把教有孤独症障碍的孩子说话的一种方法包括在内，这种方法是那些鼓吹"操作性条件反射"方法的心理学家所使用的。简单说来，就是通过奖励手段逐渐"塑造"（shape）孩子发出的声音，使之越来越接近词语。即使在当时，人们对这一体系的效果就存在很大的怀疑。现在人们已经清楚，有孤独症障碍的人身上的语言障碍主要是由于缺少天生的那种与他人进行沟通的动机。除了这种根本的障碍之外，发展性语言障碍可能存在，也可能不存在，即使有可能解决沟通的问题，也不可能简单地用教孩子学说话的办法。

在整个孤独症谱系范围内，包括那些功能最高的孩子，半数以上确实迟早会发展出言语来，而且大多数未经特殊的帮助。问题在于，虽然那些进步最大的孩子确实会说得非常流利，而且掌握的词语很多，但是这种言语是基于死记硬背学来的词汇的堆砌。鼓励孩子将言语运用于沟通的最佳途径，是尽可能多地给予范围广泛的社会交往经历和其他经历。事先运用词语和照片做准备，事后用更多的词语和照片来复述种种事件，给孩子提供机会把种种事件联系起来，并让他们意识到词语在现实世界中是有种种含义的。如果有一台摄像机，记录特殊场合的录像带能够有效赢得某些孩子的注意力。即使能够制作录像带，照片仍然有其优点，因为这些照片捕捉到的是某一瞬间。日常生活中的普通事件，以及特殊的旅行和招待会，为这些过程提供了大量的材料。跟父母和兄弟姐妹的这类互动，能够帮助这些孩子了解到，跟别人交谈可能是一件有趣的事情，值得一试。

孤独症障碍言语异常的表现已经在第四章中描述过。试图纠正这些古怪的说话方式是没有成效的，重要的是要鼓励他们运用他们所能运用的任何方式去进行沟通。在恰当的场合，在回答的时候，不是去批评，而是把孩子说出来的内容，用新的、更清晰的或不同的方式进行陈述，这样做更有用。

跟说话非常少的孩子形成对比的是，一些孩子说话重复，而且说得实在太多。他们的言语不是用来双向沟通的。扩展他们的经历，运用这些经历来扩展他们的理解力，对于这些孩子来说也是适当的。

对于那些根本没有言语，或者言语极少的孩子，对他们在实际中使用的手势，如用抚摸或指向来表示，应当加以鼓励。假如一个孩子根本没有表达自己需要的其他手段，拉着某个人的胳膊把他的注意力引向自己想要的东西，总好于发出尖叫声。在这一阶段，家长可以通过反复练习来教孩子对词语"指给我看"做出反应，同时伸出一只手，准备让孩子抓住。应当利用一切可能的机会来奖励更为恰当的沟通方法，要知道，任何一种方法总比没有办法强。教孩子学习手势语，例如可以尝试默启通手势语系统。虽然在手势教学中，几乎总是会发现与口语教学中同样的局限性和异常状态。美国 1994 年研发的图片交换沟通系统（Pictures Exchange Communication System，PECS）是供几乎没有或者根本没有口语沟通能力的孩子使用的。人们教给那些孩子使用画有图片或者标记的卡片来交换他们想要的真实物品。如果这基础的一步做到了，那些图片或标记可以根据孩子的进步情况逐渐做得复杂起来。使用这一系统的教师认为该方法非常有帮助。

想象力

假扮游戏是想象力发展的最早指标。跟口语一样，在有孤独症的儿童身上，假扮游戏值得注意是因为或者没有，或者即使有也是形式重复。一些儿童愿意学习一系列的动作，如假装给别人倒一杯茶的系列动作，但是游戏中真正属于创造性的内容，尤其是与其他儿童共同参与的内容，是不可能教会的。有时候，兄弟或姐妹会让他们参与到假扮游戏中来，指派他们去按要求担任一个角色。

能够从事重复"假扮"游戏的孩子们，包括那些能够根据录像带或其他来源扮演情景的孩子们，确实有自己消遣的方法，对于父母来说可以松一口气。要是那个孩子过度潜心于一项活动，并替代了所有其他的活动，那么，就有必要限制花在这种游戏上的时间。这就牵涉到要家长去寻找替代这种重复游戏的其他活动。

真正的想象力和创造性的价值在于，把过去的经历和现在的经历联系在一起，为未来制订计划，范围包括普通的"明天要做些什么事情"到整个人生的宏大计划。有孤独症障碍的人身上这一发展方面的障碍，是本书通篇反复讲到的主题，因为这种障碍对他们的终生具有深刻广泛的影响。通过运用视觉手段表现过去、现在和将来的办法，以帮助这些孩子具备那些概念的途径，已经在第八章描述过。

抵制变化与重复活动

这类行为在引起家长最为担心、最为绝望的问题清单中位居榜首。

如果处理不当，孩子坚持常规的行为有可能在全家人的生活中占据统治地位。

这种行为是孩子试图把秩序引入混乱不堪的世界所引起的，这一点在设计应付问题行为的最佳途径时人们必须铭记于心。必须安排好那个孩子的生活，使之井然有序，有一定的模式。在有孤独症障碍的孩子身上，某种重复的行为是不可避免的，这种情况必须接受，但需要坚定地划出一条界线，不能让常规和抵制变化达到干扰全家其他人的生活、阻碍孩子发展各种更具建设性活动的程度。

解决的办法要取决于那种常规的性质。要是有孤独症的孩子坚持手中拿着一件很大的东西，这会在众人面前引起特别的注意，或者会妨碍孩子用手进行其他活动，或者会引起其他的困难，那么运用逐渐减少的方法来处理可能会获得成功。有一个小女孩坚持在手中拿着一张照片底片。要是那张底片有了折痕或者被撕破了（尽管这种情况不可避免要发生），那个女孩就会大声持续尖叫，直到重新得到一张新的底片为止。她的父母决定每天都把底片缩小一点，而她对这种逐渐的变化并不在意。最后，等到底片缩小为大约一厘米见方时，新的问题又产生了。那个小女孩把底片拿在右手的手心里，用中指尖压住，一旦由于手心出汗使底片潮湿时（尽管经常会出现这种情况），她就会大发脾气，不过她并没有放掉握在手心中的那一小块底片。最后，她的父母决定不再另外给她一块，不去理会她的尖叫。经过了艰苦的一天或者两天，那个孩子失去了最后的一小块底片，常规就消失了。

一些物品的大小是不能切割的，因而可以应用的策略是，允许孩子在某些时间持有该物品，但在其他的时间则不允许，而且允许持有的时间要逐渐减少，并应当逐步进行。在开始限制时间的过程中，家长需要下很大的决心，但是一旦建立起规则之后，就会成为那个孩子的常规的组成部分。一个女孩在 10 岁时，要求时时刻刻都拿着一只畚箕和一把刷子，她的父母坚持要她在每次离家时把这些东西留在家里。在几次抗议之后，那个女孩接受了把畚箕和刷子放在一个特定地方的常规，在外出时她会说"一切准备好，回家"（All ready for come back）。

　　还有一些种类的收藏是不可能用这些方法来处理的。前面的章节中提到有个要拥有洗涤剂空盒的男孩的案例中，无论带他到谁家去做客，他都能找到这种盒子。只要门是开着的，他就会闯入陌生人家里。要是他发现一盒洗涤剂，就会把洗涤剂倒在水槽里或地板上。他的父母唯一能够应付的办法是时时刻刻提防。他们把自己家里的洗涤剂藏起来，只到那些了解孩子情况并且会同样提防的朋友和亲戚家去串门，或在外出散步时紧紧握住孩子的手。他们不会带孩子到任何出售洗涤剂的商店去。几周之后，他对此失去了兴趣。如果下定了必须阻止某种此类行为的决心，而且阻止也不可能逐渐进行时，全面阻止的方针最可能取得成功，如果全面阻止能够生效的话。

　　一些孩子将别人也拖入到他们的常规中来。有个孩子坚持要全家每个人每一顿饭都坐在同一把椅子上。如果这一模式受到干扰，他就会大发脾气，致使全家不可能邀请客人来吃饭。为了解决这个问题，全家其他人决心每顿饭换一个座位，不去理睬他发脾气。在开始的几天里，那个孩子的抗议声越来越响，抗议的时间越来越长，然后，又过了几天，抗议逐渐减弱，最终完全停止了。

　　就寝前的常规尤其是个问题。有此类常规的那些孩子，要等牵涉到父母的一系列复杂的动作都准确无误地完成之后，才能够安顿他们入睡。可以尝试用每个晚上省略一小步的办法来逐渐减少这些常规。完全不允许这种常规孩子可能会大发脾气，在很长的时间内拒绝被安顿睡觉。难以预料抗议会持续多长的时间。要是那种常规执行起来不是太费事，尤其是那个孩子随后会平静入睡的话，最容易的办法是接受它。只有在常规持续的时间很长，过程复杂，或者似乎正在变得越来越长、越来越复杂的情况下，才值得采取对抗的态度。

　　有勇气应付某种特定常规的家长常常会发现，一旦这个问题解决了，孩子似乎会从积极的方面对他们有更多的了解。家长由此获得了自信心，他们自信有能力去帮助自己的孩子，而孩子也会发现，放弃了一种常规，天并不会塌下来。孩子得到了帮助，前进了一小步，全家人也都会从这种经历中受益。

如果一种常规消失了，另一种常规就会出现，并将其取而代之，这是孤独症障碍的一个基本事实。可是，如果家长成功地解决了一种常规，那么随后的那些常规所呈现的问题往往会少些。从理论上说，每一种常规出现之后，都应当有可能的应付办法。但在实践中，大多数家长发现，妥协也不失为一个办法。一些习惯能让孩子感到快乐轻松，又不会引起任何问题，那就随他去吧。例如，如果有个孩子喜欢在口袋里放某件小物品，只要在它丢失的时候，孩子不会发脾气，那有什么关系呢。应当把精力节省下来去处理那些对孩子或全家产生有害影响的常规。

一旦家长下定决心去阻止不能接受的常规，那么在一种新的、可能会令人烦恼的常规刚刚出现苗头时就应该进行处理，这样做是很有帮助的。在早期阶段就去处理，要比到了常规已经完全建立起来时再去处理容易得多。很多母亲故意采取步骤，每天让家庭习惯发生一点变化，目的是让孩子习惯于某些变化的想法。这一点似乎与有孤独症的儿童在生活中需要秩序的规律发生矛盾，但其目的是要找到一个平衡点，一方面不要太僵硬死板，另一方面又不要太缺少结构化。如何找到这个平衡点，取决于那个孩子的个体和家庭的情况。

第十章 减少不恰当行为

无论在出生第一年前后有没有征兆，到了开始行走的时候，有孤独症障碍的儿童的行为模式通常都会变得明显起来。家长不得不开始帮助自己的孩子去适应全家和整个世界的漫长过程。他们在孩子儿童期会遇到各种各样的问题，每个孩子不仅有着大多数孤独症儿童共有的问题，还有着他们自己的特殊困难。我在这里能够做到的是把家长们必须应付的一些困难境地写出来，同时提出一些已经在实践中被证明有益的建议。

最容易的办法是放在两大标题下来考虑帮助的方法。在本章中，我将就减少不恰当行为的方法提出建议。到下一章再来处理鼓励各种技能发展的方法。就每一个话题，我将提供一些总的规则，接下来阐述帮助孩子的方法的实际例子。

这两章的内容都是涉及儿童的，包括有孤独症障碍以及严重学习障碍的儿童。青少年和成人的特殊问题和需要，以及能力较高的孤独症人士的特殊问题和需要，将在以后的一些章节中考虑。但接下来要讨论的种种思路，对于所有有孤独症障碍的人都是基本的，关系到各个年龄段、各种不同能力水平的人。

一般原则

现在时尚的说法是把难以处置的行为称之为"挑战"（challenged）行为。人们选择这个术语，是出于最美好的策略意图，但是其结果并不总是如该术语创造者所愿。它原来的意思是暗示那种行为对养护者"提出了挑战",要他们去寻找帮助这个人的方法。相反,它往往会被不在本领域工作的人们以为是故意造成的棘手行为和挑衅行为,这样就会排除孤独症障碍中共有的许多类型的行为问题。对我来说,"不恰当行为"(inappropriate behaviour)这个术语似乎既是中性的,又可以起到描述作用。

在明白原因之前,大多数家长都会感到是自己的过错,生下了一个有异常行为和在社交方面有不恰当行为的孩子,即使家里其他孩子的行为可能都没有缺点。这样的感情是不合理的,因为抚养儿童的普通方法,在很大程度上取决于这样的假设:即孩子能够理解你说的话,有取悦于人的某种愿望,会越来越了解自己的行为后果,而这样的方法对于有孤独症障碍的孩子是不起作用的。

在本书第一版中,讨论过严格的"行为管理"方法,它由心理学家研发,可以用于有孤独症障碍的儿童。这些方法都是基于人们通过奖励与惩罚来学习的行为模式的种种理论。当时人们对这些想法非常感兴趣,而且希望这些方法会让儿童的行为和能力水平得到重大的改善。从那时起的多年里,行为管理方法的局限性,尤其对于有孤独症障碍的儿童而言,已经很明显了。行为管理技术不可能帮助孩子学到比他们潜在能力所允许达到的水平之上的东西。有时候这些方法在应用的当时,有可能对行为问题进行控制,当然并不总是能够控制行为问题,但是一旦停止应用,原先的行为问题就会出现反复。人们发现,有孤独症障碍的人不会把在一种情景下取得的行为方面的进步运用到另一种场合,或者把在一种情景下领会了的各种技能运用到另一种场合。行为管理方法并不能够从根本上改变有孤独症障碍的人,因而即使能够产生有用的结果,作用也是暂时的。

除了在孤独症障碍方面没有长久的效果之外,行为管理方法主要还受到两个方面的批评。第一,在早年,一些心理学家曾经使用严厉的方法去阻止不恰当的行为,而现在人们往往认为这些方法是一种虐待。在任何情况下,许多有孤独症障碍的儿童似乎对体罚漠不关心,也没有羞耻的观念,他们往往把惩罚看成是重复常规的自动组成部分,这正是他们所寻求的,而不认为是一种受到威慑的经历。第二,行为管理方法的倡导者认为，产生任何行为的原因都跟行为管理有关，人们要做的只是严格按照规则来应用这种方法。但现在很难理解当时的人们怎么可能持有这种观点。

虽然经验已经证明了行为管理的心理学方法的局限性，且一些普遍原理未必能够解决所有问题，但是家长和专业人员仍然觉得它们是有用的。首要的任务是对不恰当行为产生的原因加以分类，如果可以分类的话。这里只列出最为常见的行为原因。

1. 干扰了日常生活常规，或者干扰了他们自己的重复活动，这也许是最常见的引起难以处理的、不恰当行为的原因。哪怕细微末节的变更都会引起他们大发脾气。

2. 对不熟悉的事件和处境所产生的困惑和恐惧。

3. 不能理解解释、安慰和指令。

4. 缺少对社会行为规则的了解。

5. 无法用词语或手势来沟通各种需要和感情。

6. 对喧闹的声响、明亮的灯光、被他人抚摸以及跟他人过分接近等过度敏感。甚至气味也可能成为强烈痛苦和不恰当行为的原因。

7. 对无害物体和无害环境的特殊恐惧（恐惧症）。

8. 由于任务过于艰难或者不喜欢这些任务，或者完成任务的时间太长所造成的压力。

9. 虽然其他的原因比较常见，但是家长和养护者应当考虑到，不恰当行为可能是由于不舒服、疼痛或者疾病而引起的，尤其是当表现形式或发生的时机不同于通常的行为模式时，要考虑到这种可能性。

还可以列出一些应付不恰当行为的普遍规则，虽然应用这些规则的方式取决于该行为产生的原因。这些原则的前七条与有孤独症障碍的人们尤其相关。

1. 第一条，这也是最重要的一条规则，已经强调过了。环境和日常生活的常规必须结构化、有组织、能够预期。有孤独症障碍的人缺乏处理信息的能力，这意味他们生活在一个令人困惑、令人害怕、无法预料的世界里。为了给他们一种有秩序和稳定的感觉，一个有组织的环境和常规是至关重要的。

2. 对常规的变更需要有计划地进行，在可能的情况下，应当逐步引入变化。应当找到办法让孩子或成人尽可能准确地预先知道将要发生什么样的变化。不管出于什么原因，在养护者临时变换或者永久变换的时候，这一点尤其重要。在试图改变孩子自己的重复常规时，只要有可能，逐步进行的效果最佳。

3. 沟通的方法要加以调整，以保证孩子或成人能够理解对他们的要求。

4. 需要找到途径去处理引起孩子痛苦的环境方面因素，如噪声强度、照明亮度，或者存在着让孩子感到害怕的某种东西等。

5. 必须避免让孩子在压力下去执行超越其能力的任务。

6. 看到孩子有受伤或者生病的迹象时，给予一般的医疗和看护，也是很重要的。

7. 有证据表明，经常的体育锻炼除了有益于健康外，往往还能够减少有孤独症障碍的人的攻击性行为和刻板行为。

最后的六条规则来源于一般的学习理论。

8. 受到奖励的行为更加有可能被重复，而没受到奖励的行为则不大可能被重复。将其运用在孤独症障碍人群方面时，困难在于要了解什么是有价值的奖励物。奖励物可能是一些在别人看来没有兴趣甚至是完全令人不快的某种东西。例如，某一动作曾经按照某种方式执行过，甚至这样简单的事实也足以让他们开始新的一轮原样重复的活动。

9. 在不恰当行为方面，最佳的策略是防止它的发生。因为一旦开始做某个动作，或者执行一系列的动作，有孤独症障碍的人就非常容易陷入重复活动的循环。

10. 假如不能防止某种不恰当行为，那么，也不应当对它加以奖励。

11. 如有可能，应当提供不同的、更具建设性的活动去替代不恰当行为，并对此进行奖励。

12. 时机选择非常关键。对行为的反应，无论是鼓励，还是阻止，都应当选择时机，使人们十分清楚，正是这种行为引起了那种反应。越是语言理解差的人，这一点越是重要。

13. 对不恰当行为的反应如果前后不一致，例如有时候不去理会，有时候又去责怪，有时候给一支冰淇淋去安抚大发脾气，这样往往会使行为问题恶化，更不会使之改善。

要让全家人都遵守这些规则不是一件容易的事情，尤其在还有其他孩子的情况下，但这些规则还是值得一试。这需要耐心和坚持不懈的精神，因为结果不是几周、几个月或者几年能够看得出来的。无论遇到什么样的挑衅，都要保持平静，避免负面的情感反应，这样是大有帮助的。应当经常提醒自己，表露出被激怒的迹象是没有好处的。因为许多有孤独症障碍的孩子和成人反而会觉得这样很有趣，对他们是一种奖励，因而可能会设法促使别人再次发火。如果父母一起努力，对不恰当行为采取前后一致的态度，这很有帮助。

以下是这些规则可以应用于实践的一些实例，说明如何对孤独症行为问题的某些方面做出反应。

发脾气与攻击性行为

在有孤独症障碍的孩子身上，发脾气还可能伴随着对自己或者对他人的撕咬、抓挠或者其他的攻击性举动，这些都是常见的现象。虽然可能比较难以找到发脾气的各种原因，但是，如果能够考虑发脾气的原因的话，处置的方法才能最得当，最符合孩子和全家人的利益。对孩子发脾气时所处的环境进行观察，弄清楚是否有什么特点，对后面的处置也是有价值的。即使在家里坚持前后一致的记录会有困难，但持续做记录仍然是非常必要的。在各种原因和积淀的因素已知的情况下，只要有可能，就应当加以消除或避免。如果无法避免，了解到问题的原因至少能够让家长预先做好应付这些有害反应的准备。在孩子发脾气或者出现攻击性举动时，家长应当以一种平静、节制的态度做出反应，应当尽早缓和事态，必要时让孩子撤离问题发生的地方，让他去从事另外一项活动。要是孩子在心烦意乱时往往会攻击兄弟姐妹的话，这种情况应当加以预防和阻止。孩子的所有养护人之间进行合作，预先就处理困难行为的方法做出计划，协调一致地做出反应，这些对于减少孩子对他人身体进行攻击的行为尤其重要。

因重复常规受到干扰而做出反应所引起的发脾气问题，以及处置办法，已经在前面提及并讨论过。

有孤独症障碍的幼儿发脾气往往只是因为他想得到某样东西，如一块饼干或者一杯饮料。在处置这种情况时，家长通常是把孩子想要的东西给他们，对他们进行安抚，让他们平静下来。这样做是可以理解的，因为家长从痛苦的经历中知道，这种尖叫可能会持续几个小时之久。不幸的是，这恰恰展示出了一种真理，即学习理论的一个基本规则——受到奖励的行为往往会增加出现的频率。换句话说，那个孩子会从实践中发现，要得到他们需要的任何东西最快捷的办法是尖叫、呐喊、跺脚、咬人——简而言之，脾气发得越大越有效。对于根本不具备有效口语或手势语的孩子，这种行为是他们极为有限的选择之一。

改变这类行为要注意两个方面。首先要确保在孩子发脾气的时候，绝不能够给予他想要的东西。这样做需要坚强的力量和决心，因为这一方针不仅要在家里，而且要当众付诸实践。要是孩子因为在大街上或者商店里看到了他们想要的某样东西而大发脾气，唯一的解决办法是尽快让孩子撤出现场，不要大惊小怪，尽可能保持平静。在家里，某种分散注意力的方式可能有效，或者一面抱着孩子，一面摇晃；要是他们喜欢的话，也可以对着他们歌唱，直到脾气平息下来；或者根本不去理会他们发脾气。经验会证明哪一种办法最有效。要是孩子想要的东西是合理的，可以在脾气平息之后给他这件东西，但不是在平息之前给他。

减少发脾气行为所必须运用的第二条途径是，如同在第九章讨论过的，去鼓励发展更为恰当的沟通方式。即使那些对言语和手势能够足够理解的孩子，在他们的要求被拒绝之后，也会发脾气。他们中间的许多人对"不"这个词反应强烈。这也符合任何幼儿的情况，但在有孤独症障碍的儿童身上尤为明显。避免直接使用"不"这个词，避免伴以尖刻、负面的声音，不失为一个好的主意。平静地使用其他表示拒绝的词语，或者如果恰当的话，平静地推迟这些要求，这样做是有可能的。

孩子尖叫的原因可能是由于某种东西引起的恐惧和痛苦，而这种东西实际上是完全无害的。如果这种情况持续很长时间，那个孩子可能完全失去控制，因而他的行为表现就会跟大发脾气一样。在已经知道原因的情况下，可以让那个孩子撤离激起他恐惧的地点，并加以安抚。以温柔的态度拥抱他，跟他说话，给他唱歌，直到他平静下来，这对于减少恐惧尤其适当。引起恐惧的原因必须加以处理，下面将提供一些建议。

一些孩子抵制对他们的生活照料，如洗头、刷洗、梳头、剪头等，以发脾气作为反应。问题可能是由于对别人触摸的敏感，对任何干扰的抵制，或者可能是真正的害怕。如果那个孩子不喜欢被别人抚摸，重要的是抚摸要尽可能轻柔，尽可能消除他的疑虑。如果仅仅是不喜欢受到干扰，要设法让生活照料的步骤成为规律性常规的组成部分，以平静的态度，悄悄地、坚持不懈地进行，那么，通常会有助于孩子最终接受它。分散注意力的方式，如播放音乐，可能会有所帮助。要是那个孩子明显受到了惊吓，可以尝试下面在有关特殊恐惧的一节中所提供的建议。

药物使用

在孤独症谱系障碍背后的社会交往、语言沟通以及想象力方面的障碍，是没有任何药物可以治疗的。可是能够帮助克服特定的、与之相联系的问题的药物还是有的，如多动、焦虑、妄想行为、痉挛、妥瑞氏综合征、睡眠问题、攻击性行为等。[1]

---

①原注：参见 Gringas, P. (2000) Practical paediatric psychopharmacological prescribing in alltism: the potential and the pitfalls. *Autism*, 4, 299 – 248

一些扰乱行为与某种癫痫发作偶尔有关，因而抗癫痫的药物将被证明是有效的。在青少年期和成年期，产生扰乱行为的原因可能是潜在的心情异常，引起了抑郁或者躁狂、激动。在这种病例中，可以给予治疗抑郁症或者躁狂的药物，或者此类替代药物。如果出现其他的精神疾患（参见第十四章），同样可以用适当的药物予以治疗。

使用何种药物在有孤独症障碍人们身上能够起到作用，是很难预计到的。在决定试用何种药物方面，有着一些总的原则，但是永远总是需要反复试验。一些人服药后可能有改善，也可能服药后一点效果都没有，或者偶尔还起到相反的作用，或者有严重的副作用，或者使行为问题恶化。因此，在给予药物时，应该对药物的作用予以密切的监控。

用以减轻有孤独症障碍的人活动过度或扰乱行为的药物，有的会引起皮肤对阳光过敏。要是那个孩子在太阳底下待上一会儿，就会出现皮肤肿胀或皮疹。无论如何，人们现在已经十分清楚药物对于任何暴露在阳光下的人所产生的有害作用。防晒霜、覆盖双臂和双腿的衣物、遮阳帽等都是明智的措施。家长应当向开处方的医生询问药物对阳光的敏感性，以及其他可能的副作用，以便采取适当的预防措施。

因孤独症障碍而使用的药物在任何情况下都不可能治愈潜在的种种障碍，仅仅会对行为问题起到作用，所以最好还是运用环境方面和行为方面的各种方法。在孩子方面，情况尤其如此。因为他们的大脑和神经系统仍处在发育之中，人们还不清楚在尚未成熟的中央神经系统中改变大脑生化物质的长期后果。在给药时，剂量应该尽可能小。如果根本不起作用，或者起到相反的作用，就应当停药，或者有必要的话，应当逐步撤除药物。任何一种药物总是要跟环境和行为的方法一起运用。

破坏与乱动他人的物品

对许多家长来说，这是一系列的问题。孩子，尤其是仍然处于低发展水平的孩子，由于不可能做建设性的游戏，因而他们常常借助考察自己周围事物的简单特性来打发时间。不久，他们就会发现，纸张都可以撕，包括书籍和墙纸等；许多坚硬的东西猛砸在地板上会发出响声；在东西破碎的时候甚至会发出令人心满意足的声响。有一个小男孩显露出的目的明确无误：用玩具砖块把屋子里的所有灯泡都打得粉碎。到了晚些时候，他又养成了要把一件物品套进另一件物品的习惯。他们往往不理解，大的东西是不可能套进小东西里面的，所以他们试图使劲来达到目的，也许同时，他们会由于受到挫折而大发脾气。排泄物很容易到手，这样，除了其他危险之外，又可能添加了把排泄物涂抹到墙上的危险。他们可能会绕着房子闲逛，把橱柜里的东西翻出来，扔得地板上到处都是，弄得一片狼藉等待别人去收拾。

在这一阶段的持续期间，对活跃的刚刚会走路的孩子，要采取预防措施。必须保存好的东西（如装饰品），有危险的东西（如火柴），必须放在他们够不着的地方。可以使用打不碎的搪瓷品，而把精美的瓷器收藏起来。在厨房里没人预防事故时，厨房可能不得不加锁。不仅是家长，连同兄弟姐妹在内，都需要有某个地方来保存自己的特殊物品，以免被有孤独症的孩子拿到。必须采取预防措施来确保孩子在没有受到邀请的情况下不会闯进别人的家里。

夜间可能成为一个特殊的问题。孩子的卧室应当安全，容易清扫。如果在一天夜里，你们已经入睡，而孩子把墙纸撕了，那么在这个阶段过去之前，没有多少必要去更换墙纸。较好的办法是使用撕不掉的、无毒的、可擦洗的涂料。

在这个发展阶段，需要时时刻刻的监护。可能的话，父母双方可以在某种程度上互相分担一些负担，或者亲戚们也可能来帮忙。要是那个孩子能够没有痛苦地接受，可以定期送他去喘息驿站（respite care）①，这可能会让全家的日子过得轻松一些。

在达到可能引入较有建设性活动的阶段时，问题就会减少一些。要是在沟通和理解方面有了进步，就可以教育孩子，哪些东西是他们的，

①译注：又称"center for respite care"，指提供暂居照顾服务的机构，一些国家使用"short break"这一术语。

哪些东西不是他们的，他们不得去触摸。说明所有关系的固定短语可能会有帮助。有一个女孩，大约在 7 岁左右，人们就教她指着物品说："那个东西属于……"她很高兴说"那个属于珍妮（她的名字）"，"那个属于爹地"等。这成了一种游戏，一个家庭成员往往触摸某样东西说："那个东西属于……"故意说错所有者的名字，珍妮于是会对这种故意出错开心地大笑，并且说出正确的所有者。她喜欢这种游戏，这种游戏让她较好地掌握了所有关系的概念。

自伤行为

无论程度的轻重，自伤行为都可能出现在有孤独症障碍的人身上。程度最严重、持续时间最长的自伤行为大多发生在重度障碍或者极重度障碍的患者身上。

轻度的、潜在的自伤行为在有孤独症障碍的儿童身上是很普遍的现象，往往是在大发脾气的时候出现。在孩子愤怒或心慌意乱的时候，咬手背、撞头等尤为常见。对发脾气行为进行处理，有助于减少这种行为。

一些孩子养成了反复的自伤行为，并不局限于发脾气的时候，而且时间持续很长。其表现形式有多种，包括咬、挠、撞头等。其后果的严重程度，从轻微到极端严重不等。食物返流重新咀嚼（regurgitating food），过量饮用液体，自己引发的呕吐，用手指抠口腔、鼻腔、耳朵等行为，也可以归类为自伤行为。

研究自伤行为的心理学家对导致这种行为持续发生的相互关联的原因做出了许多解释，尽管他们解释不了这种行为最初发生的原因。第一，人体内部的生物因素，诸如生化方面的异常情况，可能会在某些病例中起作用。有些叫作鸦片制剂（opiates）的化学物质，类似吗啡，会在人体内自然产生，这些物质能够减轻疼痛，增加健康快乐的感觉。其中一些化学物质在对受伤做出反应时会释放出来，所以一种理论认为，自伤行为是增加体内鸦片制剂水平的一种途径，由此来增加健康快乐的感觉。

第二，由自伤行为所产生的感觉可能成为有趣的体验，如果生化因素能够减轻疼痛感觉的话，情况尤其如此。第三，环境因素，尤其是跟养护者的互动，都是非常重要的。例如，自伤行为可能是一种引起养护者注意的途径，或者可能是逃避养护者对他们过高要求的一种途径。自伤行为在那些几乎没有或者根本没有沟通手段的孩子身上最为常见。在有孤独症障碍的孩子身上，典型的重复的行为模式是使自伤行为趋于长时间持续的另一种因素。

从事自伤行为矫治的心理学家强调，只要有可能，就应该替孤独症孩子或成人找出引发该行为的某种功能或某些功能，这叫作"功能分析"（functional analysis）。它是通过仔细观察和记录行为发生的环境来完成的。在一天中，通常会有许许多多的事件发生，因而难以一一做出记录，并将至关重要的事件挑选出来。人们正在研发计算机方法以提高记录的精确度，使任务完成得比较轻松。运用这方面的信息，人们就可能制订出环境和日常的计划，将自伤行为发生的次数降低到最少。一旦识别出了引发某个个人自伤行为的功能之后，有一种颇有前途的方法就是用另一种更为恰当的行为，去达到通过自伤行为所能够达到的同一个目的或者同样的几个目的。对于那些几乎没有或者根本没有沟通手段的孩子，教会他们表明自己的需要和愿望的方法，似乎是在自伤行为开始前就进行预防的一种途径。

防护服可以用来预防严重的自伤行为。但是只要有可能，最好避免使用，因为使用这种装置往往会限制动作，使患者难以从事其他的活动，或者根本无法从事其他的活动。而且，有孤独症的孩子或成人可能会因为希望穿上防护服而开始自伤行为。在不得不使用防护服的时候，穿着特殊衣服的时间应当尽可能短暂。人们已经试用过各种各样的药物。目前已经试用过的药物的主要作用都是去抵消人体内天然鸦片制剂的化学物质。从理论上说，鸦片制剂的阻滞剂能够减少体内鸦片制剂，使得自伤行为真正引起疼痛。在实践中，几乎没有证据来证明哪些药物是发挥作用的。即使防护服和药物作为短期的措施在必要时使用，也应当与功能分析结合起来，根据功能分析的结果来运用行为矫正的方法。

惯常的、严重的自伤行为是家长和养护者不得不去处理的最为苦恼、最难以处理的问题。必须尽早去寻求那些对本领域有特殊兴趣和经验的心理学家的建议。

跟孤独症障碍的任何一类行为问题一样，自伤行为可能是不舒服、疼痛或者疾病的一种征兆，因而在那种行为新近出现，或者行为模式出现显著变化的时候，通常应当首先考虑到这种可能性。还有少数几种先天性的疾病，也可能出现自伤行为，所以需要进行医学检查来弄清楚，除了孤独症之外是否还有其他先天性疾病。

克里斯·奥利弗（Chris Oliver）撰写了有关评估和干预自伤行为方面的最新进展的综述①。

好动与多动

大多数有孤独症障碍的幼儿都在不停地运动，他们常常毫无目的地逛来逛去。绝大多数都不是真的多动，跑来跑去的时间也并不比同龄的其他孩子更多。他们显得多动，是因为他们注意力的集中时间很短，而且从成年人的角度来看，他们的行动结果是令人不快的。他们或者是毫无目的地跑来跑去，任意干扰别人，或者只是从事他们重复的常规活动，并不顾及任何人或任何其他事情。要是每天都安排有结构化的教学计划，并且鼓励他们从事比较有建设性的活动，这种不停顿的活动往往会减少。（参见第十一章）

在有孤独症障碍的孩子中间，少数确实有注意力缺陷和多动障碍等附加的问题。这种结合到一起的问题在家庭里尤其难以处理。能够帮助其他有孤独症障碍儿童的心理学方法同样适用于他们，但是可能产生的效果微乎其微。在这类孩子身上，诸如叫作哌醋甲酯（methylphenidate,

---

①原注：Oliver, C. (1993) Self–injurious behaviour: from response to strategy. *In* C. Kiernon (Ed.) *Research to Practice? Implications of Research on the Challenging Behaviour of People with Learning Disability*. Clevedon: BILD.

即利他林，Ritalin）的药物，在发挥作用的时候，有助于减少活动水平，改善注意力。虽然这种药物可能存在令人不快的副作用，但副作用并不常见。如果药物能够发挥作用，效果立即能够见到。要是不起作用，应当立即停用。因为这种药物已经被滥用作为兴奋剂，所以应当在行为障碍的专业医生指导下开列处方。

在社会上令人窘迫的行为

所有幼小的儿童都可能时不时地使家长当众出丑，在回想起这些有趣的故事时，人们不免忍俊不禁。有孤独症障碍的儿童也会做同样的事情，而且是更加经常。他们这样做的持续时间更长，也完全没有禁忌。

跟那些对社会规则的理解能力低下的孩子在一起时，预计到可能产生的问题，是必不可少的准备工作。外出购物会增加许多发生令人窘迫的行为的机会，如在一家超市里撞掉一大货架的罐头，或者在结账处抓起一大块巧克力等。幼小的儿童没有心理障碍，他们会到柜台后面去闲逛，毫不在乎地进入商店后面的建筑物内。有些儿童一有机会就会跑掉，沿着笔直的路线，以相当快的速度，对所有障碍物都不加注意。

一个小孩可能愿意坐在超市的手推车里，或者待在折叠式婴儿车内，但是他们很快就长大了，坐不下了。可以鼓励孩子拿一只篮子，最终还可以鼓励他推手推车。在商店里，可以培养正向行为来替代破坏行为，但需要前后一致的、耐心的方法，而且需要不断重复。在必须预防某一行动时，较好的办法是发出指令让他去从事替代行为，而不是说"不!"或者"不要那么做!"例如，用平静而坚定的口气发出命令："拉住我的手!"同时拉住孩子的手，这样就有可能在孩子伸手去抓某样货架上的东西之前加以制止。

在孩子能够比较合作之前，只要有可能，去商店购物应当有计划，时间要短，而且在店里人少的时候去。要是有两个成人陪着一起去，就比较容易应付购物时可能产生的问题，而且可以设法教给孩子恰当的行为。其中一个人在采购时，另一个人的任务就是密切监护，预防孩子发生任何不恰当的行为。除了其他优点之外，一个成人可以带领孩子走出商店，避免在收银台那里长时间排队等待。在结账的地方，任何孩子都不会耐心等待，更不必说有孤独症障碍的孩子了。

在那些话说得很好的孩子中间，会产生一些特殊的社会交往问题。孩子会模仿他们在之前听到过的词语或短语，这有可能会导致不幸的后果。如果家长不想让自己说过的话被孩子用完全同样的口音和语调重复出来，那么在当着孩子的面说话时，尤其要小心谨慎。孩子特别容易学会骂人的话，因为在骂人时提高的嗓门、强烈的感情会吸引孩子的注意，即使是一个几乎没有言语、理解力又很差的孩子。在孩子大声而天真地谈论他人时，家长应当加以阻止。

年龄较大而又意识不到社会禁忌的孩子往往会导致一些问题的发生。一个少年或者青年人可能天真无邪地当众脱去衣服或者当众撒尿。家长和老师不得不制定一系列的规则，试图提前制止和预防这种事件的重复发生。麻烦在于，谁也不可能对每一件可能发生的事情都考虑周详，生命似乎那么短促，不可能去教会孩子在每一种能够想象的情况下的正确反应，更不必说那些似乎经常突然出现的而且无法想象的情况。人们只能尽其所能，盼望最佳的反应。一旦学会了一条规则，有孤独症的孩子往往会在所有情况下都遵守这一规则。这样又会引出一些问题，例如，学会了必须在厕所小便的孩子，在一次坐车到乡村去的长途旅行中受到极度不舒服的煎熬，因为人们不可能说服他在这样特殊的情况下去打破那条规则。要记住，外出一次而没有遇到倒霉的事情，家长应当表示高兴和感谢，这一点很重要。

卡萝尔·格蕾（Carol Gray）研发出一种鼓励恰当社会交往行为的方法[①]。她专门以词语和图片形式为单个孩子编写的"社交故事"（Social Story），能够把信息和巧妙措辞的指令结合进去，这些信息和指令要与孩

---

①原注：Gray, C.（1995）Teaching children with autism to read social situations. In K. A. Quill（Ed.）*Teaching Children with Autism Strategies to Enhance Communication and Socialization*. London: International Thomson Publications.

子的理解水平和特殊兴趣相适应。这是一种把社会交往规则转译成可视形式的方法，对于具有理解简单故事能力的孩子，可能很有帮助。这一方法不仅可以用于儿童，也可以应用于成人。

对家长们来说，孩子的一个不恰当行为所引起的后果，可能要比简单的令人窘迫的事件更为严重。一个有孤独症障碍的儿童偶尔也会具有涉及性内容的重复行为或语言。他们可能从别的孩子那里听到，然后天真无邪地重复出来。例如，有一个孩子在学校里上过一堂性教育课，后来她不顾所在的场合，经常去重复似懂非懂的词语和短语。这导致了一次可能的性虐待的调查，令她的家长非常痛苦。在另外一些案例中，家长被怀疑对孩子的身体进行虐待，因为他们的孩子经常喊出一些愤怒咒骂的话语。

当然，有孤独症障碍的儿童可能受到各种各样方式的虐待，但是要想对每一种情况进行评估，得出适当的结论，需要具备很高水平的关于孤独症疾病方面的知识和经验。重复语言和行为的内容本身，完全不能反映那个孩子在家里的真实生活。为什么孩子会学到淫亵和愤怒的词语及腔调，没人说得明白。事实是，许多孩子开始上学就这样做了，他们在那里遇到了使用有色词汇的其他孩子。在这种情况下，家长和参与的专业人员双方共同去求教某个在孤独症障碍领域有专门经验的人，是很有帮助的。

特殊的恐惧

一些孤独症儿童总是紧张和害怕，他们中的许多人可能在某个时候对一些无害的事物产生恐惧。通常很难知道这些恐惧的起因，但有时候可以倒过来追踪到恐惧最初形成的时候。有一个小女孩，她有一双新鞋穿着很不舒服，因为鞋摩擦后跟。从此之后，只要把鞋穿到她的脚上，她就开始尖叫，拒绝走路。过了一段时间，她甚至一看见她的鞋子或者拖鞋就开始尖叫。有一个小男孩把手指头放进澡盆的水中，水稍稍热了一点，从此之后人们再也无法说服他进澡盆洗澡，虽然他十分高兴坐在厨房巨大的水槽内。正常发育的孩子在小时候可能有过令他们惊慌的经历，但是他们通常能够告诉父母心中的恐惧，接受父母的安抚和解释。有孤独症障碍的孩子没有任何请求帮助的途径，因而预料之外的和令人苦恼的事件往往会增加他们对外界的恐惧以及对任何变更的厌恶。

最初由恐惧引起的行为可能会在恐惧消失之后很长一段时间内继续成为一种常规的习惯。在这种情况下，对这种行为的处理可以跟处理其他常规运用同样的方法。在到达这一阶段之前，这类问题难以解决，因为孩子明显非常恐惧。如果父母试图去强迫孩子进入如此令人害怕的环境中，他们自己也会感到极度痛苦。

最有帮助的方法是让孩子缓慢地、逐步地接触那种令他害怕的环境，这在心理学上称为"脱敏"（desensitization）。如果每一次接触都伴随着那个孩子喜欢的某个东西，效果最佳。例如，那个曾经不愿意穿鞋的小女孩，是用以下的办法对她进行帮助的。当时她喜欢吃煮熟的鸡蛋，每当她在茶点吃鸡蛋的时候，她的旁边会放一双她喜欢的颜色的拖鞋，没等她吃完，就把拖鞋拿走。没有鸡蛋时，看到拖鞋会引起尖叫，但是，有了鸡蛋，拖鞋就被平静地接受了。放拖鞋的时间逐步加长，一直到在她吃鸡蛋的时候，都可以把拖鞋穿到她的脚上。接着，穿拖鞋的时间再度延长，直到在整个茶点时间，她都能够高高兴兴地穿着拖鞋。再往后，可以尝试出门穿的鞋子，这些鞋子再不会使她产生任何害怕的反应，她在穿鞋的时候不再大惊小怪了。从此之后，每天早晨都会像往常一样穿上鞋子，那种恐惧再也没有重新出现过。现在她盼望买新鞋，把买新鞋看成是一件愉快的事情。

执行这类计划并不总是可能的。一个名叫吉姆的小男孩害怕澡盆，曾经对他试用过巧克力糖果，但由于恐惧太深，糖果也难以安抚。有趣的是，这个问题最终是以一种不同的、意料之外的办法解决的。一位在他们家里做家务换取免费食宿并学习语言（au pair）的女孩，名叫玛丽亚，她跟孩子们相处很好。就在她到家的第一天，她并不知道他的恐惧，一下子就把那个孩子扔进了澡盆。那位惊惶失措的母亲听到了愉快的咯咯笑声，以及溅水的声音。她发现她的孩子多年来第一次喜欢上了洗澡，仿佛他每天都在那样洗澡。玛丽亚受到成功的鼓励，又说服了吉姆使用以前害怕使用的抽水马桶。在这个案例中，那个孩子之所以得到帮助是基于这样的事实：玛丽亚没有预料到孩子的恐惧，而他的父母已经习惯了他的恐惧。他们从这次经历中也学到了很多，在处理这一事件之后发生的相似问题时，他们变得更有信心，更为成功。有趣的是，玛丽亚刚到的时候几乎不会讲英语，她之所以能够跟吉姆建立起一种融洽关系（rapport），是因为他们俩都有语言问题，都是所谓的在陌生土地上的陌生人，玛丽亚是这样解释的。

　　对于那些怕水而不是害怕澡盆本身的孩子，可以尝试另外一种解决害怕洗澡问题的方法。把那个孩子放进空的澡盆里，如果他喜欢游泳，也许可以穿上游泳衣，再放进一些防水的玩具。这样做了几次之后，可以放进稍许的水。要是能够接受，水量就可以一天一天地逐渐增加，直到孩子能够接受足够洗澡的水量。脱敏的要点是，每一步都不得引起孩子的焦虑。必须小心谨慎以确保引发恐惧的原因能够被识别出来，各个步骤的整个顺序都要加以组织，以处理这些引发恐惧的原因。例如，要是在洗澡间里脱衣服会引起一阵恐慌，那计划就得加以修正，需要考虑这一点。如果恐慌是由于洗澡水进出澡盆的声音所引发的，那么，只要澡盆内的水总是满的，而且是在孩子完全听不到的时候把水放掉，那这个问题就可能解决。

　　正如前面已经提到过的那样，一些儿童害怕头发护理，尤其是理发。这是一个难以处理的问题。偶尔，一个孩子由于非常害怕理发，甚至几年都没能理发，或者只能在孩子入睡之后才试图去理发。带孩子到一家理发店去理发可能成为一场噩梦，因此许多家长会安排理发师到家里来给孩子理发。不妨尝试分散注意力的方法，但是在恐惧严重的情况下，也不容易获得成功。分散注意力的另外一种变通办法是让孩子拿着他非常喜欢的某样东西，如特定的物品、玩具或者食物等。这些东西仅仅是在理发的时候才拿出来，而且是在孩子能够合作的情况下拿出。有时候会发生这种情况：孩子要在父母之外的某个人陪伴下才能够理发，而不至于提出抗议，因此可以尝试请孩子学校的某个人来帮忙。

一些家庭买来小狗，以解决孩子对狗的恐惧。这种办法通常有效，虽然并不总是有效。明智的办法是从享有盛誉的饲养者那里挑选一条狗，这条狗长大之后可能性情温驯，要能够跟孩子很好相处。只有在家长喜欢狗并且知道如何饲养宠物的情况下，才能够建议采用这种解决办法。他们还必须事先做好准备，万一孩子对狗的恐惧没有改善时，能够给那条宠物狗找一个新家。

有孤独症障碍的孩子显示出来的恐惧范围很广，往往出于对大声喧闹、明亮的灯光或者其他感觉的敏感。这可能是害怕飞机、火车、摩托车，害怕狂吠的狗，害怕摄影者的闪光灯，或者害怕穿上质地粗糙的衣物等背后的原因。他们感到这些刺激非常痛苦，并非无事而大惊小怪。在敏感并不太严重的情况下，平静的安慰、分散孩子的注意力，都可能有帮助。如果敏感引起很大痛苦，尤其是干扰了日常的各种活动时，逐渐脱敏的做法可能十分有效。一些临床心理学家对这些类型的问题尤其有兴趣，因而家长在制订计划时，可以寻求他们的帮助。

可能发生这种情况，孩子会通过偶发事件克服恐惧。有一个女孩喜欢在海边的海水里上下蹦跳，但是当有人抱着她，使她双脚离地时，她就尖叫起来。有一天她偶然摔倒了，失去了立足点，但是她发现借助特殊的臂圈和游泳圈，能够在水里浮起来。从那一刻开始，她完全摆脱了对海洋的恐惧，事实上是对安全有了信心。家长可能会受到诱惑，想试一试让孩子瞬间接触恐惧环境的做法，这样做可能会失败，而且加剧那种恐惧。逐渐脱敏的方法要安全得多，也更有把握。

缺乏对真正危险的惧怕

这是与孩子的特殊恐惧的相反的一种表现，也同样令人忧虑。在孩子身上，完全没有道路意识几乎是普遍的现象。喜欢攀爬的孩子往往至少有一次令人停止心跳的、能够炫耀自己的技艺展示，例如沿着房顶狭窄的房脊走路，或者从窗户里探出身子，实际上仅靠脚趾头勾住。通常他们不会出任何差错，但也曾经有过极少次孩子受伤和死亡的事故，这是因为他们忘却了真正的危险。

家长必须认识到这一点：他们可以教给孩子穿越道路的规则，避免电能和煤气引起的火灾，并警告他们注意其他常见的危险等。但是即使最聪明的孩子也是靠死记硬背来学习这些规则的，可能并不会应用到新的环境中去。因而对家里家外所有可能的危险都不得不加以考虑，并安排好适当的预防措施。

刻板动作

在有孤独症障碍的孩子身上，重复刻板的动作极为普遍。虽然并不造成对他人的破坏，但看上去确实很奇怪，容易引起人们注意，尤其是年龄较大的孩子和成人，会引起当众批评。

当孩子潜心于某样比较具有建设性的活动时，尤其是当这项活动需要的动作与刻板动作互不兼容的时候，那种刻板动作往往会减少或者停止。这就是刻板动作在管理良好的学校教室里显现较少，而在非结构化的课间休息时间的操场上较为明显的原因。在外出到公众场合时，家长的一个有效策略是让孩子手里拿着某样东西，如购物袋，或者推着超市内的手推车等。握着另外某个人的手，只要孩子愿意接受，也会有帮助。

完全抑制这种刻板动作是不可能的，也是令孩子不痛快的，这种企图可能会导致紧张和痛苦情绪的积聚。一些非常有能力的成人已经描述过，他们在每一天的某个时候会觉得非常需要去从事自己的刻板动作。我们的最终目的是在他们当着众人的面出现刻板动作的时候，或者刻板动作干扰了其他活动的时候，能够减少或停止这些动作，但在特定的时间、在独处时则允许这些刻板动作存在。对于许多有孤独症障碍的人，这样的目的是能够达到的，但是对于那些障碍最为严重的人们，刻板动作也许不大可能有太多的变化。

进食问题

在出生后的头几年里，进食问题普遍存在。在喂养问题和食物喜好方面至少涉及两种不同的因素。首先，一些有孤独症障碍的儿童在控制涉及咀嚼和吞咽的肌肉动作方面存在困难。他们难以断奶，因为他们不知道如何去应付成块的食物。人们饶有兴趣地注意到，生而具有视觉障碍并伴有严重听觉障碍的孩子往往也拒绝成块的食物。需要咀嚼的食物不得不缓慢地引进，以便孩子有充足的时间进行练习，不至于因为食物的块头太大、太硬和难以下咽而吓着孩子。有一位母亲发现，她需要用她的双手去运动孩子的下颚，让他了解所需要的动作，来教他学会咀嚼。言语治疗师开发出了一系列动作训练，旨在帮助那些在舌头和嘴巴动作协调方面存在困难的孩子。这些包括吹泡泡、吹棉絮以及用舌尖把放在嘴唇外面的甜食舔回来等。

产生进食问题的第二大原因是由于他们拒绝变化，坚持特殊的常规。这类轻微的进食问题可以通过提供良好的混合饮食来加以处理，仅仅在用餐的时间给予食物，对他吃多吃少则采取一种随意的、漠不关心的态度。只要孩子吃进了足够数量的营养成分和饮料，即使他们拒绝某类食物，或者一天只吃一顿饭等，都没有关系。在这种情况下，母亲根本没有必要专门为孩子烹调特殊的食物——也许全家其他的成员都喜欢胡萝卜，而那个有孤独症障碍的孩子却从来不碰。偶尔少吃一顿饭不会造成任何危害，而且在他们感到饥饿并且知道吃不到别的东西时，也许更有可能跑回来尝尝某种新的东西。

许多孩子经历过他们的日常饮食局限于极少数几种食物的阶段，如只吃汉堡包和薯片，或者麦片粥和黄油面包，面包要切成小块，而且大小和形状要精确一致等。通常他们愿意吃的是一些无需长时间咀嚼的食物。有时候家长试图去改变孩子的进食常规，允许他们少吃一两顿饭，希望饥饿会说服他们去吃更多类型的食物。这个办法偶尔有效，但更多的情况是，孩子似乎对饥饿漠不关心，他们不吃饭持续的顿数大大超过了家长准备撤消的顿数。只要那个孩子愿意吃某些东西，仅仅靠他们选择的饮食，他们中间的几乎每一个人都仍然那么活跃和健康，真是令人惊讶！

要在外表上保持冷静，不要表现出对吃多少顿的任何焦虑，这总是很重要的。考虑到孩子奇特的饮食习惯对他们的健康甚至对他们的体重影响极小，这是一种通情达理的态度。有时候，有一种补救的策略，是在提供给孩子愿意吃的食物时，加上一点点其他的食物，最好是外观上注意不到差别的那种。要是该种食物能够被孩子接受，那么数量就可以逐步增加，然后再增加其他一些食物。可是对一些立刻就注意到添加的食物而什么也不吃了的孩子，这种方法是不可行的。通常局限的饮食只是一个经过的阶段，虽然也可能持续数年之久。在孩子上学之后，孩子要在学校用餐，虽然一些孩子在家里仍然保留着特殊的饮食习惯，但是在学校和其他地方所吃食物的范围会扩大。

一些孩子不愿意跟其他人一起吃东西，愿意单独用餐。另一些孩子会愿意吃留给他们的食物，只要允许他们一边吃一边走来走去的话。还有一些孩子，对他们来说，食物的质地是至关重要的因素，例如，某个孩子只愿意吃未经烹调的、生脆的蔬菜和水果。通过观察那个孩子吃什么、在哪里吃、什么时候吃等，使之符合其特异性，就可能解决当前吃足够食物的问题了。鼓励采用传统的进食模式，是需要逐步处理的长期问题，可能需要本领域富有经验的心理学家来设计一份个别化的计划。

大多数这类孩子愿意饮用饮料，即使他们仅仅食用少数几种食物。在需要的时候，可以在他们喜欢的液体中添加蛋白质和补充维生素。

曾经出现过什么东西也不吃，或者吃得非常少以致影响到孩子健康的案例，但是为数极少。在这种情况下，就需要药物方面和心理学方面的帮助。各个医院都有一两个治疗特殊进食问题的中心，人们可以从那里得到治疗的建议。

如果某个孩子原先的进食情况相当好，在他身上开始出现进食问题，家长就应当弄清楚孩子是不是身体有了某种疾病，例如发烧、口腔疼痛或者喉咙疼痛等引起的食欲不振等。

英国孤独症协会（The National Autistic Society）有一种颇有帮助的小册子，内容涉及与进食有关的各类问题①。

睡眠问题

一些有孤独症障碍的孩子睡眠良好，但是也有一些孩子睡眠很差。他们可能拒绝上床睡觉，一旦躺倒床上，就瞪着眼睛睡不着觉，夜里醒来大笑、唱歌等；要是他们有口语，可能会自说自话，在屋子里逛来逛去；或者跑到父母的床上，早早就醒来，拒绝再回去睡觉；或者任何这些情况的组合。一些人睡眠非常少，有些人似乎从未曾调整到睡眠和清醒的正常周期。

催眠的药物可能有所帮助，但只能作为一种临时的措施来运用。一些儿童具有抗药性，需要大于通常的剂量，给予大剂量的安眠药必须遵照医嘱。对于一些人，药物会起到与意图相反的效果，使那个孩子更加活跃，更加容易被激怒。更多具有治疗失眠作用的特效新药很可能会面世，所以家长有必要不时地去询问有关这一领域的新进展。

心理专家设计的行为矫正方法可能很有效。简单说来，其目的是确保孩子夜间留在床上，或者至少待在卧室里。在合理的时间把孩子送到床上睡觉，然后，每当他（她）起床、离开卧室的时候，家长不必大惊小怪，把孩子送回床上，跟孩子待在一起，但待的时间要尽可能短。同样，如果孩子醒来时很痛苦、哭泣或尖叫，家长要运用一切在卧室里安抚的策略，不要把孩子带到楼下或者放到父母自己的床上。要是卧室里没有一个家长陪伴而孩子就无法入睡时，可以这样来计划：家长每个晚上，或者每隔几个晚上一点一点远离孩子，直到最终到了卧室外面。这个过程可能需要很长一段时间，但是如果能够取得成功，这番努力就是

---

①原注：小册子 *Managing Feeding Difficulties in Children with Autism*（1991），就各种各样的进食问题，为与孤独症障碍人士打交道的工作人员提供实用的指导。

值得的。家长要轮流夜间值班，以便每个人都能有时间睡眠，这样也会有帮助。

不幸的是，根本不可能保证这些处理措施是否一定能够成功。这些问题在学前期往往最为严重，一旦孩子每天去上学之后，就可能自发地得到改善。定期体育锻炼可能也有帮助。

安静、退缩的孩子

到目前为止，我已经描述了那些有孤独症障碍儿童的行为问题，他们很活跃，对自己的残疾愤怒而坚定。还有一些儿童，他们数量不多，却以另外一种方式做出反应。他们安安静静、退缩不前，倾向于把自己与外界隔绝起来，而不是在狂怒和受到挫折时打头、撞头。他们可能外观干净、衣着整齐，跟一般孩子不一样，因为他们从来不去考察周围环境，对泥巴、沙子或水都根本没有兴趣。他们跟活跃的孩子形成鲜明的对比，活跃的孩子会爬到橱柜的顶格上去够那些被禁止的东西，会以令脱身术大师霍迪尼（Houdini）羡慕的手法把锁打开；而被动的孩子可能自己什么也不干。他们给人一种印象：他们的双手没有力气，甚至连把匙子举到嘴边，或者摆弄放在面前的玩具的力气也没有。

跟这一类儿童生活在一起，要比跟精力充沛的儿童一起生活更容易，但他们往往对感情更加超然，更加漠不关心。《围攻》① 的作者克拉拉·帕克（Clara Claiborne Park）是一位母亲，她有一个这样的孩子。她在书中精辟而生动地描述了她帮助女儿的方法，还包括了许多可供其他家长效仿的详尽的建议。尽管克拉拉的女儿在年幼的时候与他人疏远，但是她慢慢地走了出来，发展了种种能力，包括卓越的数字方面的技能。

由于这一类儿童安静、温柔，人们可能识别不出他们有孤独症谱系障碍，期望他们去适应主流教育，很少提供乃至完全没有提供特殊的帮

---

①译注：原书名为 *The Siege*：*A Family's Journey Into the World of an Autistic Child*，于 1982 年出版。

助。到了青春期，一些孩子变得心烦意乱，难以管理，跟儿童期的和蔼可亲形成鲜明的对比。那时他们的问题性质变得更加明显。如果在年幼时已经做出了诊断，就能够预料到青春期可能出现的种种问题，通过从幼儿期开始提供恰当的教育和帮助，就能够在某种程度上避免那些问题。

第十一章　基本技能教学

1971年英国议会法案（Act of Parliament）得以通过，该法案从法律上赋予所有儿童到学校接受教育的权利，其中包括残障人士。在此之前，许多有孤独症障碍的儿童都被排除在教育体系之外。那个年代的一些家长不得不承担起对自己孩子的学校教育工作。现在孩子们可以上学了，家长再也不必承担双重角色了。可是，基本生活技能的学习是从家里开始的。有孤独症障碍的儿童的家长往往会度过一段艰难的时刻，需要设法帮助自己的孩子发展这些技能。我希望，基于实践经验的一些建议能够对家长有所帮助。

一般原则

只有在充分了解每个个体的能力水平和障碍程度以及行为模式的基础上，应用这些建议才有用处。在某个领域具备良好的技能水平并不意味着在另一个领域具备同样良好的技能水平。给某个有孤独症障碍的人施加压力，试图让他们去完成超越其能力的任务，肯定会引起不恰当的行为。从另一方面说，只有在试过了新的事物之后，才有可能取得进步。家长和老师不得不踩在狭长的边界线上，对他们的要求既不能太高又不能太低。家长对自己的孩子有着深刻的了解，而老师对许多孩子有着广泛的了解，双方进行合作是最理想的。

许多规则都是基于人类的学习理论，尤其与新技能的教学有关。这些规则如下——前两条已经在第十章提到过。

1. 受到奖励的行为比没有受到奖励的行为更容易被重复。正如已经强调过的那样，问题在于要去找到应当给予个别的有孤独症障碍的孩子什么样的奖励。音乐、愉快的感觉刺激以及社会性的注意等，只要那个孩子喜欢，都可能获得成功。各种物品、作为那个孩子重复常规组成部分的各种活动或者特殊兴趣，都可能成为非常有效的激励物。经验已经证明，这些激励物都可以加以运用，不会导致其他的问题。

2. 奖励的时机非常重要，要把奖励与孩子的行为表现联系起来。

3. 要是新的技能被分解为较小的、操作简易的多个步骤，孩子就比较容易学会。有孤独症障碍的孩子尤其可能由于失败而心烦意乱，所以，确保那个孩子在每一小步都能够取得成功是非常重要的。

4. 在从事某些任务时，最好的办法是从最后一步开始，接下来做倒数第二步，依此类推。这样，那个孩子会意识到任务已经成功地完成了。这种方法称为"逆向串链"（backward chaining），实例将在后面提供。

5. 最初应该向孩子提供种种辅助，这些辅助有助于孩子取得成功。在孩子学习那个任务的同时，让辅助逐步变得不那么明显称为"渐褪"，一直到孩子不再需要辅助为止。

6. 在试图鼓励培养一种新的技能时，或者在试图改变一种行为模式时，要求孩子从事新的一项活动时，开始应当非常短暂，而且在他们感到厌倦、坐立不安之前，或者更糟的是在他们大发脾气之前，就应当允许他们停下来。时间的延长要逐步缓慢进行。

7. 孩子重复做原先做过的动作的那种倾向，虽然可能引起这样那样的问题，但是运用在教学之中，也可能起到良好的作用。困难在于要找到办法去鼓励孩子第一次尝试新的动作。

技能发展模式

　　孩子的进步往往非常缓慢，或者在几个月、几年的时间里一点进步也没有。对家长来说，这是令人失望和灰心丧气的事情。但是，有孤独症障碍的儿童通常具有异常类型的"学习曲线"。这意味着，他们不是在持续取得进步（哪怕进步多么缓慢），而是学会了某种东西后，往往就会长时间停留在这一点上——用行话说，就是他们达到了"学习高原"。然后，在人人都放弃希望的时候，突然他们跨出了一大步。有时候他们学到东西似乎未经预先练习过，有许多这样的实例。例如，有一个9岁的男孩在某一天自己系上了鞋带，在那一天之前，他的母亲每天早上都要为他系鞋带。一个女孩曾经拒绝去学骑自行车，然后，到了12岁的某一天，她突然从车棚里推出自行车，绕着花园熟练地蹬上了自行车。有时候这种变化有着明显的原因，但是往往不可能找到任何解释。在第四章中提到的特殊技能，例如绘画、数字计算或者日历计算方面等，在有孤独症障碍的儿童之中，只有1/10的孩子具有这类技能，而且在出现时通常或多或少地都是未经先前练习就已经完全成型。

　　某个孩子偶尔会展示某种新的技能，但仅限于一次，可能要经过许多年之后才会再展示一次。现实的态度是：企盼大多数孩子能够在不同的时段取得速度缓慢的进步。可是，大多数孩子确实在技能习得方面至少会有某些进步，而且这种进步可能会一直持续到成年生活中。

鼓励合作

　　有孤独症障碍的儿童生来就根本没有取悦任何人，或者接受任何权威的愿望。语言方面的障碍限制了他们对各种指令的理解，导致了他们对别人要求的混淆。此外，许多有孤独症障碍的儿童对任何一次失败的体验都是极度痛苦的，他们不喜欢在出错的时候被别人纠正。

人们很容易过高地估计孩子对别人说话内容的理解程度。那些几乎没有或者根本没有语言的孩子所依赖的是视觉提示，而不是他们听到的词语。那些说话很多但是使用大量通过死记硬背得来的词语的孩子，看上去理解程度大大高于他们实际的理解程度。理解不良的后果之一是孩子在一个句子中仅仅听到了一个词或者两个词，因而只对一两个词语做出反应。对他们有意义的词语通常是名词，以及一些说明动作的动词。对于某个指令起到关键作用的其他词语，他们可能无法理解，因而被忽略了。对于许多理解能力很差的孩子来说，"不准"这个词可能只是一种毫无关联的响声，所以"不准碰炉子"这个指令可能被错误地理解为"去碰炉子"，这会造成灾难性的后果。孩子们似乎总是以相反的方式去行动，这也许就是原因之一。家长以及任何一个跟有孤独症障碍的孩子或成人一起生活，或者从事这方面工作的人，都应当意识到他们理解能力的局限性，并且应当相应地调整自身的词语。正面的指令要比那些用否定的词汇发出的指令更简单，更容易理解。

教学方法和沟通方式必须根据孩子的理解水平以及展示任何技艺的能力来为他量身定做。要是孩子的发展水平太低，难以学会某一项任务，而人们又试图继续教那种技能的话，孩子就可能做出消极的反应。开始，教学的起点要低，要完全在孩子的能力范围之内，以便他们能够由于成功而获得奖励，这一点很重要。难度增加的速度要根据孩子的进步速度来确定。要是在对某个孩子试行教学的过程中，发现他（她）还不具备完成某项任务的能力，就应当先放一段时间，然后再去试一次。在任何一个阶段，增加压力是能够帮助孩子取得成功，还是会加重孩子的困惑和焦虑，做出判断需要相当敏锐的洞察力和判断力。有孤独症的人的各项能力存在着不协调性，这种现象极为常见，以致对任何一个单独领域的能力进行评估都变得十分困难。这个问题根本不存在任何简单的答案，因而家长和教师不得不依据他们对孩子的了解和感觉，依据过去的经验来决定最佳的行动方针。保持镇定、自信、安心的态度，是很有帮助的，因为那些孩子对于跟他们打交道的人们的情感十分敏感。如果觉得孩子能够取得成功，家长或教师必须表现出孩子必须试着去做的坚决态度，但是绝不能因失去耐性而发脾气。要是家长或教师错了，他们必须欣然接受失败，不要去责备那个孩子。

有孤独症的儿童在学龄前对别人所说的话可能根本没有反应，甚至对喊到自己名字的声音也充耳不闻。假如情况如此，有意识地将名字跟孩子们喜欢的环境联系起来，如在用餐、喝饮料、吃点心、准备外出、做游戏的时候讲到名字，可能很有帮助。可以把孩子的名字引入他所喜爱的歌曲之中，尤其是把孩子抱起来和拥抱的时候。在不需要那个孩子做出反应的环境中，不要大量谈到孩子的名字，这也是十分明智的做法。例如，家长和老师应当避免当着孩子的面来谈论某一个孩子。除了其他的反对理由之外，这样做会养成孩子听到别人喊他们的名字时不予理睬的坏习惯。

不喜欢躯体的接触（通常只会影响到轻柔的抚摸，而不会影响到对他们的拥抱和他们参与乱打胡闹的游戏），可能会使孩子更加不愿意合作。减少拒绝合作的各种建议已经在第九章中提出。

一些有孤独症障碍的儿童（成人也是如此），即使在吃东西、看电视或者听音乐时，几乎都不会选择坐下来。许多人从来学不会长时间坐下来，但是有可能鼓励他们坐下来吃饭。在他们坐到餐桌边的时候，除了食物之外不要提供任何其他的东西。跟大多数试图改变行为的方法一样，渐进的方法是最佳的。起初，应当期望孩子仅仅在吃东西的时候坐上一会儿。如果这一步做到了，也许就有可能缓慢地增加坐在餐桌边的时间。这一方法仅仅适用于那些确实喜欢自己的食物并且愿意坐下来吃东西的孩子。

假如孩子喜欢诸如演奏乐器、搭建筑玩具、看图片集，喜欢从事拼图、绘图与油画等活动，必须在他们坐下来的时候，才可以向他们出示那些材料。要是成人跟他们坐在一起，帮助他们从事那些活动，孩子就容易坐更长时间。这个过程要在孩子变得烦躁不安之前就结束，接下来可以进行某种更加活跃的活动。起初时间要短，而后可以逐步延长。

让主要使用仿说的孩子表达意愿或是在两件或者更多件的东西中做

出选择，是十分困难的。在对"你要苹果还是橙子？"这样的问题做出回答时，孩子可能去重复整个句子，或者只是模仿最后一个词（"橙子"），尽管他喜欢的是苹果。要是他们能够看到那些供选择的东西，用手来触摸想要的东西，对他们来说就比较容易做出选择。接下来，家长在给孩子苹果的同时，就有机会说出"请给我苹果！"以便孩子能够模仿，最终能够恰当地使用这种结构。

在被问及是否需要某种东西时，许多有孤独症的幼儿养成了自动说"不"的习惯。例如，"你要烤面包吗？""你要橙汁吗？""你要出去散步吗？"等，这些都是日常的社会互动的组成部分。即使那个孩子确实想要别人提供给他的东西，他却会做出否定的回答。当孩子尚处于这样的阶段，最好的办法是替他做出决定而无需征求他的意见。这样做似乎是剥夺了孩子的选择权，但现实是：他们是出于社会互动方面以及语言方面的障碍而剥夺了他们自己的权利。要想确保孩子的愿望得到人们的考虑，家长和养护者必须去观察孩子对为他们选定的东西所做出的反应，并且记录下来，以便将来采取行动。

在学会某种技能之后，孩子可能会一遍又一遍地加以重复，一直要表演到似乎毫无意义为止。他们可能会拒绝试图去完成另一项任务。第九章中描述过的处置重复常规的种种方法，在这种情况下都能有所帮助。

即使遵循所有规则来鼓励孩子对技能培养产生兴趣，许多孩子在不同的时候合作程度仍会有显著的不同。家长往往会注意到，他们的孩子可能有心情好的日子，也有心情不好的日子。有时他们比较机敏，对外界较有兴趣，比较愿意学习。在另外一些时间，也许就在第二天，他们会变得退缩不前，容易发火，而且拒绝合作。偶尔，家长会注意到，他们的孩子的外表在心情不好的日子里会稍有不同，也许看上去脸色苍白，眼圈发黑。引起这些变化的原因尚不清楚，但是有可能是由于周期性的身体变化。在孩子的功能明显比平时较差的某一天，最好不要给他们施加压力，不要让他们去做他们难以完成的事情。

训练上厕所

　　一些有孤独症的儿童在训练上厕所的过程中毫无困难，有些甚至早于通常的年龄就能够保持清洁、干燥。其他一些儿童要到很晚的时候才学会上厕所，而且还可能抵制任何对他们进行训练的企图。将训练其他儿童的方法应用于有孤独症障碍的儿童身上，是有可能获得成功的，但是需要家长的极大耐心和坚持不懈的努力。一般的规则是，对孩子的错误不要大惊小怪，但是要定期把他们放到便盆或者抽水马桶上，尤其是在他们最有可能需要大小便的时候。通常，这些时间是在一个未尿床的晚上醒来之后，在白天睡觉醒来之后，用餐以及两餐之间喝水之后。必须仔细观察每个孩子，以便精确地计算吃东西或者喝水的时间与大小便的时间间隔。如果他们大小便了，应当给予那个孩子很多赞扬、关注或者其他一些适当的奖励。如果没有大小便，也不要表露出任何情感。

　　麻烦在于，对其他儿童有效的方法，对有孤独症障碍的儿童可能一点用处也没有。他们中的一些人似乎不喜欢甚至害怕便盆或者抽水马桶。人们只能设法找出原因，看看是不是因为他们感到不舒服或者不安全。如果情况属实，再去找一找是什么原因。可以买到小的椅子式便盆，稳固而舒适。对于一个小孩子来说，成人用的抽水马桶可能离地太高，所以在他的脚底下垫上点东西，可能会有所帮助。冰冷的坐便圈足以让一些孩子担心。冲马桶的声音可能会吓着一些孩子，虽然也可能会让另一些孩子迷恋不已。

　　在已经建立起常规之后，孩子会拒绝改变，这是上厕所训练滞后的原因之一。有许多孩子只有在兜上尿布之后才愿意撒尿、拉屎，或者二者兼而有之。他们对大小便的控制极佳，因为他们能够在包上尿布之前，保持清洁干燥长达数小时之久。作为婴儿，他们学会了把大小便功能和兜上尿布联系起来，在婴儿期过后仍然坚持这种常规。有一种方法可能有效，就是去设法逐渐改变这种常规，在给那个孩子兜上尿布之后，立即让他们坐到便盆或者马桶上去。要是孩子能够接受这样做，尿布可以兜得比较宽松，然后尿布刚刚能够遮住便盆或者马桶圈，尺寸越来越小，直到不再需要尿布为止。

生活自理

生活自理包括穿衣服、用刀叉和勺子、洗脸、洗手、梳头、刷牙以及其他日常生活中的必需事项。没有残疾的儿童看到家庭其他成员是怎样完成这些活动后，会设法去模仿。在他们长大到足以具备良好的协调能力，在父母照料他们时会开始合作，不久就想自己承担这些功能。他们要设法自己洗手、洗脸、穿衣服、吃饭等，尽管在这个过程中会弄得一团糟。而有孤独症的儿童，大约在 1 岁或者 2 岁左右，可能会经历忙于抵制大人给他们穿衣、洗脸这样的一个阶段。在这一阶段，从事日常照料的每一件事情，都可能预期到孩子们会大发一场脾气。以后，他们往往会被动地接受所有这些照料。因为他们从出生起就一直受到他人的照料，他们会抵制日常计划中的任何改变，尤其是在需要他们做出某种努力的时候。

有孤独症障碍的幼儿通常不会在告诉他们如何去做，或者演示给他们看如何去做之后，就能够学会各种实用的技能，但是他们却能够从直接的体验中学会这些技能。要是能够手把手地引导一个孩子去学习完成某项技能所必需的动作模式，很可能他们最终会有能力自己照样去做。例如，一位母亲教她的小男孩系钮扣的步骤如下：挑选一件外衣，前面的钮扣要很大，钮扣孔要很松；站在那个孩子身后，牢牢握住他的双手，但也不能握得太紧，这样就可能引导孩子的双手去完成系钮扣所必需的一系列动作。起初他的手指柔弱无力，全部系钮扣的任务都得由母亲来完成。大约一周之后，她开始感觉到他的双手有些绷紧，一点一点地他跟随着她的动作，直到他最终自己能够系上钮扣。这种类型的教学方法可以用于其他生活自理的教学以及多种体育活动的教学中。

　　把任务分解成一些简单的步骤也是很有帮助的。最好的办法往往是先教最后一步，然后倒过来一步一步做，以便那个孩子总是能够完成任务——这个过程称为"反向链接"。例如，在学习穿袜子的时候，首先只是在袜子已经穿在脚上包住了后跟之后，教他们往上拉袜子。在掌握了这一步之后，下一步是把袜子拉过后跟，再一步一步往前推。

　　穿衣服是一个特殊的问题，因为这涉及要以正确的方式、正确的顺序披上去，伸出来，绕过去。要是考虑一下，穿上一件前有 V 字领、内有接缝的套衫所涉及的全部操作，你就会明白，这是一项十分复杂的活动。即使在孩子有能力穿上衣服的时候，仍然需要教他们如何按照正确的顺序和正确的方法穿衣服。开始必须按照正确的顺序把这些衣服放在孩子的面前，并且做好安排，使孩子最终能够把衣服穿在正确的位置上，必要时还要用手引导一下。一些孩子从指明服装正面和背面的商标中得到帮助。

　　有一种困难是，有孤独症的儿童对完成后的结果并没有多少概念。他们在穿衣服的时候不会做最后的修饰，例如，衬衫要塞在裤子里，袜子要整整齐齐地拉上去等。头发往往会梳到必不可少的遍数，而不去考虑应当梳成的实际式样；也不去考虑后背的情形，这是从穿衣镜中看不到的。他们可能会活力十足地清洗脸和双手，但却没有去掉在操作过程中漏掉的一道道污垢。他们常常意识不到穿什么样的衣服才适合当前的天气状况，他们会在夏季穿上厚厚的内衣裤，或者在冬天只穿轻便的 T 恤衫。监护、谨慎的协助或者口头的提醒，都是必不可少的。给予这样的帮助时态度应当温和、愉快，不应当有任何批评的意思或者唠唠叨叨。

　　如果孩子对服装和外表感兴趣，应当加以鼓励。在孩子的着装方面需格外下一点功夫，使他们看上去尽可能整齐漂亮。这样做是值得的，有助于孩子被社会接受，人们也有理由对孩子说一些好听的话。随着年龄增长，孩子可能开始对自己的衣着感兴趣，喜欢外出购买新的衣服。许多有孤独症的儿童在幼小时曾经狂怒地抵制在商店给他们试穿服装，这是一种有趣的对比。

　　应当鼓励孩子自己吃饭，尽管他们可能吃得一团糟。他们可能在长时间里只使用一把匙子和一把叉子。他们中的一些人在依照英国的进食方式协调刀叉来切割食物方面存在问题，因而，如果允许他们采用美国的进食方式，只用一把叉子来食用预先切割好的食物，可能会做得比较好。

帮助家务

残疾儿童在长时间里都得依赖他人生活，需要很多特殊的照料，他们往往成为家庭中不参与家务的成员。要是他们能够担当一些积极的角色，哪怕是非常有限的作用，对他们来说也是比较不错的事情。在餐桌上摆放餐具是许多人能够完成的一项任务，可以手把手地引导孩子通过那些动作来学习。执行这项任务给孩子提供机会去学会餐具的名称，清点要摆放的位置，叫出每一个要来用餐者的名字等。

收拾餐桌、拿走牛奶瓶、带上一只小的购物袋、在超市推购物车、在花园里推独轮小车等，都是其他一些能够完成的任务的实例，甚至幼小的儿童或者重度残疾的儿童都能够参与这些活动。开始时，最好是做一些很快就能够完成的工作。要是说服孩子去坚持一项无尽无休的任务，例如清理花园草坪上的落叶，这是比较难做到的。他们不理解这么做的目的何在，很快就会游荡开去。在他们长大以后，这种工作可能会做得比较好。

要是某一项任务涉及一系列操作，许多这样的儿童往往会忘记所涉及的那些步骤。有一个 7 岁的小女孩在花园里帮忙，她提了满满一篮子的杂草，要去倒在堆肥的草堆上，她沿着花园的小径出发，走出几英尺之后就停了下来，看上去一脸茫然的表情。在她的父亲重复发出指令以后，她的脸色开朗起来，于是重新出发，结果还是再一次停了下来。最终她到达了目的地，把杂草倒掉了，但是单独的指令不得不一共重复了四遍。过了一段时间，她心里明白了整个任务，可以在没人辅助的情况下完成这项任务。

会说出一些词语的孩子，也许有能力学习捎一些简单的话给别人。

最初，捎话的内容应该与孩子喜欢的某样东西有关，例如，让某人知道饭菜，或者一杯茶已经准备好了。要是那个孩子喜欢吃饭或喝饮料，他可能愿意捎这样的话给别人，因为他会联想到这样的事实：他们自己也会被请去吃饭或者喝茶。根据孩子的实际能力水平，教学工作可能需要分解成许多步骤。首先是练习说出短语，例如"茶好了，玛丽"。然后可以把那个孩子领到玛丽前面，事先让玛丽有准备，小声提示孩子去说出这些词语。然后玛丽要表示很高兴，向孩子表示感谢，并且一起去喝茶。这些提示应当逐步隐去，接下来要求孩子完成部分任务，直到孩子能够自己把信息捎到为止。在教有孤独症障碍的孩子学习捎话时的一个问题是，他们不理解词语必须让受众听到才能发挥作用。他们往往以为，把这些词语说出来已经足够了，而不必考虑另一个人在什么地方，或者在什么时候说出这些词语。这些情况都是由于他们不理解沟通的目的和沟通的方法所造成的，在进行教学的时候，必须要考虑到这一点。

玩具与游戏

想象力方面的障碍严重限制了有孤独症障碍的儿童使用玩具的范围以及喜欢的游戏范围。他们往往宁可要涉及视觉—空间技能的玩具，如形状与颜色匹配、拼图或者搭建的材料。现在已经有了种类繁多的儿童用机械和电子设备，这些设备对许多有孤独症障碍的儿童都有吸引力，尤其是对那些能力较高的孩子。计算机和计算机游戏尤其令孩子们入迷，甚至能够吸引那些在其他领域几乎没有什么技能的孩子。这一技术正在应用于残疾儿童的教育和休闲需求的满足，其中包括有孤独症障碍的儿童在内。跟计算机技术的最新进展保持同步，是非常值得的。但缺点在于，计算机活动能够很容易成为占主导地位的迷恋物，因此，家长应该从一开始就对玩游戏的时间明确加以限制。

让孩子参与一些简单的游戏，是值得尝试的。带有动作的歌唱游戏，可能会受到孩子的喜欢。大多数孩子喜欢追捕游戏，虽然他们难以理解轮流追捕和被追捕的想法。在他们具有足够的理解力，懂得物体被藏起来之后仍然会存在的道理之后，他们有可能学会玩"藏猫猫"的游戏。开始时，最好拿孩子最喜欢的所有物来做游戏。一个帮忙的人给孩子蒙上眼睛，带他走出房间，同时另一个人把东西藏起来。那个孩子需要有人帮助去寻找。起初，那个物品必须很快就被"找到"，这是为了避免由于失败而引起心烦意乱。在孩子开始明白其中的道理，喜欢出其不意的成分之后，游戏进行的时间可以延长一些，同时鼓励他们自己去寻找东西。那个孩子往往会一遍又一遍地回到同一地点，因此要提示他们到其他可能藏东西的地方去找。幼儿喜欢的大多是简单游戏，都适合让有孤独症障碍的儿童参与。要是其他儿童能够参与进来，这种经历尤其宝贵，但是他们通常需要成年人的指导，帮助这些游戏适应有孤独症障碍儿童的能力水平。

这些儿童中间的一些人达到了有能力玩图像匹配游戏，或者棋盘游戏（如摆筹码或者"蛇爬梯子"等）的阶段。一些能力较高的孩子学会了下棋，而且下得很好，这是因为他们的视觉—空间记忆能力极强。在幼小的时候，大多数这样的儿童根本没有输赢的概念，倒是棋盘游戏提供了进行这种教学的机会。麻烦在于，在他们确实懂得了输赢概念之后，要是输掉了，他们可能变得十分心烦意乱和恼怒，因而大发脾气。跟家庭成员一起玩棋盘游戏可能很有好处，只要参与游戏的每一个人的神经都能够经受住那个学习过程的煎熬，至少可以教他们在输掉时显示出良好的风度。

最难的问题是保持孩子对任何一项活动的兴趣。其他的儿童都急切地想一试身手，比一比他们在了解社会世界和物质世界两个方面的进步。而有孤独症障碍的儿童没有这种动机，因为他们根本不理解生活的意义何在。他们需要得到监护和鼓励，来防止他们用重复的活动去填充全部时间。

体育活动

由于有孤独症障碍的儿童几乎没有能力玩创造性游戏，因此鼓励他们从事体育活动尤其有帮助。体育活动令他们快乐，又不需要想象力和理解力，不需要运用语言。也有人报道，体育锻炼能够减少不恰当行为。体育活动还有助于改进动作协调方面的种种问题，这些问题在有孤独症的儿童中是经常见到的。

孩子们通常喜欢听音乐、随着音乐舞动、散步、跑步、玩沙子和水、荡秋千、玩旋转木马、滑梯以及攀登架等游戏。许多孩子学会了游泳，即使他们不可能参与任何一项其他的体育活动。在跟残疾人打交道方面富有经验的、有资格的教练的监护下，骑马是一项特别令人愉快的运动。要是他们能够进入体操馆去运动，他们会非常喜欢一些器械的使用，尤其是蹦床，他们可能会展示出惊人的技能水平。在这里，同样必须有有资格的教练到场监护。许多人最终学会了骑三轮车或者自行车，无论是装了稳定装置的，还是没有装的。大多数孩子在乘坐汽车或者乘坐其他形式的交通工具的时候，都会很愉快。他们甚至会追求冒险的活动，例如，也可以尝试攀岩运动，前提是要组织好，并在训练有素、富有经验、了解孤独症障碍人士需求的教练的监护下进行。一些能力较高的孩子还学会了仅涉及两个人的运动，如打乒乓球。

在对所有儿童都开放的运动场上，可能会遭遇种种困难。有孤独症障碍的儿童也许会直接朝其他孩子正在玩着的秋千架奔去，意识不到那种危险。他们可能根本没有轮流的概念，会把其他孩子推下来，甚至把其他孩子推离秋千架。要是这种行为被阻止，他们就会大发脾气和发出尖叫。要紧的是保持镇静但态度要强硬，困难的行为或者危险的行为必须加以预防，必要时让那个孩子在问题一开始出现时就撤出运动场。

动作协调不良往往会减少孩子参加体育锻炼的机会，一些技能可以手把手地教给孩子，帮助他们去适当运动双手、双臂和双腿。引导可以一点一点地减少，直到不再需要引导为止。例如，骑三轮车就可以这样来教会。另一个问题可能是恐惧，恐惧会抑制孩子去尝试一些活动。第十章所描述过的脱敏的办法可以用来克服焦虑的情绪。

有重度学习障碍的儿童

在有孤独症障碍的儿童中间，有一些合并有重度或者极重度的学习障碍。他们取得的进步极其有限，缺乏日常生活的各种实用技能，在心理测试中成绩很差，这些都表明他们的障碍非常严重。跟所有有孤独症障碍的儿童一样，他们真正的能力水平要随着年龄的增长才能够比较清晰起来，因而，至少在5岁之前不应当做出任何明确的决定。偶尔有些儿童具有一项或者两项视觉—空间技能，例如，在拼图方面非常灵巧，或者有些儿童只能反复喋喋不休，但是不具备其他任何技能。这些儿童可能是一个谜，因为他们看上去具备的能力要多于事实上具备的能力。要是心理测试的结果一直显示他们具有极重度学习障碍的话，就需要下面将要描述的计划。

对这些儿童施加压力，迫使他们去从事超越其能力水平的任务，这样做根本不可能产生有用的结果，反而只能导致他们大发脾气，产生习惯性的抗拒，对他人的攻击，或者出现自伤行为等。一项有组织的、他们能够参与其中的日常活动计划是必不可少的。这种计划有助于他们自己能够享有一定的生活质量，使全家人的生活过得轻松一些。

对他们来说，只要有可能，最重要的技能是去掌握那些基本生活自理的技能，尤其是如厕以及自己吃饭的技能。应当以非常细小的步子来教会他们这些技能，要用轻柔的躯体提示，作为每一天经常活动的组成部分。

他们能够喜欢的休闲追求是前面描述过的体育活动。尽管孩子们的障碍程度非常严重，但是他们中间的一些人可能会在某项或者多项体育活动中取得惊人的成就。只要那位教练有耐性，能够体谅，又能够坚持不懈。

多重感官刺激（Snoezelen）[1] 教室配备有能够提供视觉、听觉、嗅觉、触觉、振动以及运动等各种刺激的设备，它的开发已经造福于重度障碍的儿童，包括有孤独症障碍的儿童。依据成熟的年龄和较大的身材调整之后，同类活动也适用于有重度学习障碍的成人。

身体健康

只要孩子有能力学习，就应当教会他们基本的卫生规则，包括牙齿的清洁和护理。对那些能力较差的孩子，在各项卫生方面都要加以监护，而残疾最为严重的儿童则需要全面的护理。

第十章已经描述过，在咀嚼方面有问题的儿童，或者坚持饮食局限于甜食的儿童，可能容易患齿龈疾病或者龋齿。仔细而经常的刷牙是必不可少的。假如孩子愿意接受电动刷牙，只要使用得当，清洁牙齿的效果很好，也有助于孩子习惯口腔里的振动感觉，这种振动感觉跟一些牙科仪器相似。定期去看牙科医生是必要的，应当早在需要治牙之前就开始这样做。

关注保健问题的作者通常强调膳食平衡和多样化的重要性。但是这个规则可能很难应用到许多有孤独症障碍的孩子身上，因为他们只吃他们愿意吃的食物。一般说来，他们也根本没有显示出饮食不足的症状，这种情况很可能令合理膳食的狂热拥护者感到苦恼。

正如已经提到过的那样，体育锻炼在许多方面都有助于有孤独症障碍的儿童，至少从身体健康的角度来看也是如此。

大多数有孤独症的儿童活跃和精力充沛，很少患病。有一些儿童由

---

①译注："Snoezelen"的本意是荷兰语中的"以鼻吸气"（sniffing）和"睡眠状态"（dozing），"Snoezelen"在1987年从荷兰开始发展并受到重视，更被欧洲国家应用在康复和治疗工作上。其原理是用色彩、声音、气味等对感官进行刺激，专为感官功能严重障碍及学习困难人士提供轻松休闲式的刺激活动，帮助他们获得平静的心态。

于过敏性反应而患有各种各样的疾病，包括哮喘等。已经有人提出，过敏症是孤独症的一个病因，但是至今没有确切的证据发表。如果孤独症障碍与某一种躯体障碍有联系，如结节性硬化症，则需要对此进行恰当的治疗和监护。

癫痫发作只发生在极少数有孤独症障碍的人身上。假如确实出现癫痫发作，需要进行调查研究，以寻求潜在的身体方面的原因。例如，要是仅仅在发烧时出现癫痫发作，或者要是只出现一两次，并且没有潜在的原因，或者脑电图没有发现异常，则不要立即使用药物，而要经过一段时间的观察，这往往是恰当的做法。如果需要控制癫痫发作的药物，也应当对其有效性以及可能的副作用进行监控。

沟通方面的种种问题，尤其是表达感情方面的问题，使有孤独症障碍的儿童难以在身体确实感到不舒服时表示出来，或者把任何疼痛的地方指出来。前面已经描述过，看上去哪怕是剧烈的疼痛，他们也可能不会注意到。孩子可能表现出格外的烦躁、缺少食欲、没有生气、出现皮疹或者发烧等，家长不得不通过对这些行为的观察，推断孩子身体是否不舒服。这种情况甚至可能出现在能力较高、语言良好的孩子身上。要是那个孩子有一些语言，教他们学习少数在感到疼痛或者不舒服时使用的词语，是非常有用的。"喉咙痛"、"腿痛"等确实会提供某种指导，能帮助家长获知什么地方出了毛病。一个小女孩喜欢在任何小伤口上贴上橡皮膏。当她患了扁桃腺炎的时候，第一个迹象就是她对母亲说："喉咙不好，贴上橡皮膏。"

许多有孤独症的幼儿以狂怒来抵制体检，虽然有些孩子在长大一些之后会高兴地接受医疗步骤。有时候，如果在家里跟父母和兄弟姐妹一起，把接受检查作为游戏的组成部分加以练习，会有助于孩子更容易地接受检查。这包括让孩子习惯冰冷的听诊器放在胸部的感觉，可以用某种相似尺寸的金属物体代替，例如手电筒的尾端等。练习在听到指令时睁开、闭上眼睛以及张开、合上嘴巴等，也是很有用的。要是可能，孩子应当在需要治疗之前就认识家庭医生，以便在孩子确实有病的时候，心里少一些忧惧。不幸的是，由于大多数家庭医生业务繁忙，这意味着要做到这一点不容易。

假如孩子不得不到医院去看病，通常较好的办法是由家长或护理者陪同他们一起去。有孤独症障碍的儿童到了一个陌生的地方可能会心烦意乱，需要安慰，需要有家庭成员在场。孩子依恋的任何玩具或物件都可以一起带去。医生和护士需要家长的帮助，以便用孩子能够理解的方式进行解释，给出指令。家长还可以把孩子的需要告诉医务人员，因为孩子往往不让陌生人知道他们的意思。如果医生和主管护士之前没有给有孤独症障碍的儿童看过病，他们可能非常重视有关孩子的一些信息。在这种情况下，家长必须当着孩子的面隐藏起自己的焦虑心情，表现出冷静、自信的态度，与医疗和护理人员充分合作，以便那个孩子尽可能感到愉快和放松。虽然许多有孤独症障碍的孩子在社会交往和沟通方面存在着障碍，但是他们显然非常善于识别出其他人身上的不愉快情感的细微迹象。

应当告知为孩子看病或治牙的医生，说清楚他们的孩子以往是否接受过此类治疗。尤其是要使用麻醉剂的时候，无论是局部麻醉还是全身麻醉，这一点尤其重要。有孤独症的孩子在使用麻醉剂之后苏醒过来时，会感到头脑不清和困惑。要是有一位家长或者家庭成员在场给予安慰，孩子会得到帮助和安慰。一些有孤独症的儿童对镇静剂、术前用药或者麻醉剂表现出异常的抗药性。在某些病例中，这些药物会使他们兴奋，而不是镇静。必须对给孩子治病的医生或者牙科医生提到这种可能性。

药物的使用以及药物可能存在的问题，在第十章中已经提到过。在医生开出药物处方时，家长应当详细询问有关信息，如处方原因、剂量大小、使用方法，药物何时能起作用，可能的副作用，如何发现副作用，出现副作用时该怎么办，有没有需要特别避免的事项（如避免阳光、特殊食物）、持续用药时间等。

第十二章　有孤独症谱系障碍的婴儿

通常孤独症障碍要等到 2 岁或者再晚些时候才能得到诊断，所以没人能够对处理婴儿期的问题提出经试验证明效果良好的种种建议。如果有一天研发出了在婴儿期做出诊断的可靠方法，那时就有可能在实践中试验这些想法。把本章包括进来，是为了万一有读者怀疑他们认识的孩子可能有孤独症障碍，或者是根据其行为模式，或者是根据其家族史。

婴儿与父母之间的互动应当是一个双向的过程，婴儿应当对父母的注意表现出渴望和愉快。这对父母是一种奖励，有助于加强双方的纽带。从一出生就有孤独症障碍的婴儿往往不会表现对社交性注意的喜悦之情，甚至连需要都不会表现出来，所以父母不会像通常的那样因为自己付出了努力而得到奖励。人类的父母亲情所产生的力量受到了高度的称颂，值得不断尝试。要是宝宝并不要求，或者甚至拒绝某种形式的身体接触，家长应当去观察可能使宝宝高兴的事物，在看护或游戏的时候加以运用。大多数这样的婴儿喜欢挠痒痒或者上下悠荡。通常他们还喜欢音乐，所以在穿衣服、洗澡或者换衣服的时候哼唱一些歌曲，或者播放音乐，有助于宝宝接受这些步骤，少一些抗议。

许多有孤独症障碍的儿童会更注意随着曲调唱出来的词语，而不是说出来的词语，这种情况似乎可能同样适用于婴儿。如果对着一些婴儿的耳朵小声说出词语，他们会显示出高兴的表情——这可能是他们喜欢那种挠痒痒的感觉。但是，不管出于什么原因，把词语跟愉快的感情联系起来总是一个好主意。

父母常常回忆起孩子迷恋某种特定刺激的情况，如迷恋灯光、电视、特殊的声音或物件等，在出生的头一年已经开始了。一些人回忆起，宝宝可能曾经长时间地全神贯注于这些体验。没有人能够说得清楚，允许这样做或者防止这样做的长期效果。再者，先允许他们在一段时间内喜欢这些活动，然后进行干预，设法让宝宝参与到比较具有社会性的游戏中来，这样一种妥协的做法似乎是明智的。这一做法同样适用于大部分时间乐于独自待在那里的某个婴儿。其目的在于，无论想到用什么办法，应当让宝宝感到社会互动确实会令他高兴，而在他感到厌倦或者开始抵制之前就停止互动。

根据家长的叙述，大多数后来被确认为有孤独症障碍的婴儿，看上去都很安静，而且没有什么要求。大部分时间都在尖叫的婴儿只占少数。让这一类婴儿的父母感到最为棘手的事情是搂抱无法安抚他们，也许会使情况更糟。大多数家长发现，一面走来走去，一面摇晃，一面对着宝宝唱歌，都很有帮助，放在婴儿车里或者汽车里也是如此。问题在于，只要运动刚一停止，就会再次开始尖叫，可能整夜都会继续下去。人们还完全没有积累起能够帮助这些婴儿的建议。父母，尤其是在养育第一个孩子的父母，往往因为被其他人批评"没有能力管好宝宝"而感到无能为力。要是那些批评家设法来照看这个孩子，他们同样也会经历失败的命运。

要是宝宝夜间不睡觉，长时间哭闹，有时候，音乐或者某种小声的、持续不断的、机械的声音是有帮助的。让一盏灯亮着，或者倒过来去除灯光，也许会让宝宝平静下来，但是任何一种补救的办法都不能保证会起作用。如果可能，家长要轮流来应付，或者请另外某一个人来分担夜间的看护，这样也许可以减少他们所经历的那种精疲力竭的感觉。

就像在照顾其他所有年龄组的孩子时一样，养育有孤独症障碍的婴儿的目标是要建立起每天经常的、可以预期的生活常规。在照看安静的婴儿时，这个目标比较容易达到。但是在照看总在哭泣或尖叫的孩子，以及整夜不睡觉的孩子时，困难就会多得多。

第十三章　仍然不能独立的
青少年及成人

在有孤独症障碍的青少年及成人中间，他们的技能及行为模式的差异范围要比有孤独症障碍的儿童中间的差异范围更大。处于这种差异范围一端的那些人，几乎没有什么变化，仍然有着与幼儿同样的问题；而处在另一端的一些青少年则有了很大的进步，他们接受主流教育，并且有可能成为独立的成人。这些人在青春期不仅会有由孤独症障碍引起的特殊困难，也会有与其他青少年共同的问题。

能力较高的人群的特殊需要将在下一章讨论，这里集中讨论的是那些终生都不能独立的人。

青少年

不适当行为

许多（虽然并不是全部）残疾程度较重的青少年在进入青春期以后，其困难行为会加剧。性器官成熟及身材长高的生理变化也带来了各种心理变化。即使残疾程度最重的、最不了解社会情景的那些人在青春期似乎也不愿意接受成人的权威，决心不再屈从。那些能力有限的人所显示出来的情感有可能回复到早年的暴怒发作、攻击性行为及其他问题行为。家长很难应付比自己高大健壮的而且意识到这一事实的个人的暴怒发作。少年人身上的不成熟行为要比儿童的同一行为更会引起公众的非难。

正面的对抗对于青少年来说，要比他还是小孩子的时候更不可能产生作用。无论在家里还是去上学，都要做出仔细的计划。正如在儿童期那样，每天的方案应当合理安排，应当是能够预期的，并且以形象化的形式向他呈现。在这个框架之内，各项活动及对青少年的要求都必须加以调整，要考虑到年龄、兴趣及态度的变化。尽可能避免有可能出现问题的情景，这也许是最佳的办法。

教育

上特殊学校的学生能在学校待到 19 岁。教育方案的制定应当有助于培养在成人生活中有用的技能。家庭与学校合作安排好各项活动，并对不适当的行为做出一致的反应，这一点非常重要。他们的行为在这两种环境中有可能是很不相同的。若二者有差别，通常的情况是，他们在学校的行为可能比在家里平静些，较为合作，但情况也可能相反。在出现困难的环境中去追究谁该对此负责，是不公正的，也不是有建设性的。交换想法、相互支持才会更有裨益。

休闲活动

当患者有事可做时，不适当行为出现的可能性较少。有孤独症障碍的青少年，像所有同龄人一样往往会对他们儿时感兴趣的孩提式的活动失去兴趣。问题在于，能力较低的那些人对于能够填补其他成年人生活的各项活动没有一点兴趣，因而找不到适合自己的消遣活动。家长及教师不得不去探索所有可能使他们感兴趣、受他们喜欢的消遣及休闲活动。各种体育活动就是其中最可能有吸引力的。计算机有可能仍然令他们着迷，工艺品、陶艺、编织、园艺、家务及其他一些实用的工作仍为一些人所喜爱。其目的在于营造一种适合于正在成长为成人的患者的合作和平等交换的气氛。同时家长及教师必须保持足够的控制力，以维持每天十分重要的结构化活动，并保证有孤独症障碍的青少年的安全与身体健康。保持适当的均衡并不是一件容易的事。

性的发育

虽然有孤独症障碍的儿童往往看上去比实际年龄小，但是他们的性器官成熟期通常并不推迟。他们也会对两性之间的社会交往感兴趣，这要求他们具有更多的语言能力、更多的社会性理解，而这正是大多数将终生不能独立的有孤独症障碍的青少年所欠缺的。有些人对自己和别人的身体都产生了好奇心，因而有可能试图以不适当的方式去抚摸或观看，或者甚至企图脱掉其他儿童的衣服。对此必须立即加以阻止，但不必显露出任何消极的情绪。大多数人迟早会发现如何去自慰，其规则必须是：自慰只能在私下里进行。同样，必须平静地做出反应，明白透彻地转达这种规则而不必生气或苦恼。如果某个有孤独症障碍的人显示出性欲激起的迹象，并且似乎不知道如何去发泄，在这种情况下，人们是否有必要向他们传授进行自慰以达到高潮的办法，家长及专业人员已经就这样的问题进行过一些讨论。但与此相联系的问题太多，采纳这样一种方案在情感方面的情况太复杂，因而这个办法是不可取的。

有孤独症的女孩月经来潮通常与其他女孩子处在同一年龄段。大多数女孩子似乎能接受，并没有什么忧虑。对于一个有孤独症障碍的女孩子来说，也许这仅仅是她们在令人困惑的世界上遇到的又一个费解的事件而已。要定期更换卫生巾，使之成为生活常规，其目的在于教会女孩子能自己去处理。有时候某个少女会同她遇到的人们谈论她的月经期。虽然对这个生活中的事实采取公开的、实事求是的态度是个极好的主意，但是还必须教给孩子在这些事情上要掌握分寸，因为仍然会有许多人对这些话题感到震惊或窘迫。你可以解释说：议论和提出问题的时间应该是单独与父母或者护理人员在一起的时候，而不是有别人在场的时候。平静处之总是必要的。

能就怀孕及生育提出问题的先决条件，是语言发展达到适当的水平。因此，只有为数很少的比较不能独立的青少年会向他们的父母询问这些事情。答复应当是坦率的，简单明了的，使青少年能够理解，而且在这些事情上为社会所能接受的行为规则也应该纳入讨论的范围。

一些有孤独症障碍的少女对任何人都天真友好，容易受到诱惑。一些女孩子尤其有可能与男子打交道并不加区别地表达情爱。家长及其他护理人员要极其关心会随之而来的种种危险。对大多数仍然高度依赖他人的有孤独症障碍的女孩子是有可能加以密切监护的，这足以避免性遭遇问题。可是，如果有可能出现令人不快的接触的话，必须考虑开一些避孕药或者采取其他的避孕措施。同样必须记在心里的是，一些有孤独症障碍的少男也可能容易遭致性虐待。

成人

有孤独症障碍的人们在外观和行为表现上，往往比他们的年龄要年轻得多。青少年期所关心的问题在进入成年生活之后很长一段时间内仍将继续存在。最后，在经历了骚动的青春期以后，随着年龄越来越大就会出现较为平静、较为适当的行为。虽然说这种情况可能出现，但不能说人人都会如此。

就业

有孤独症障碍的成人在离开学校之后，有一份固定的、日常的职业是十分必要的。在依赖他人的孤独症人群之中，有少数人能够得到有报酬的就业机会，能从事一些简单的、常规性的工作。大多数人需要在日托中心从事受保护的工作。如同在生活的其他方面一样，能够得到的工作必须适合个人的能力、兴趣及能集中注意力的时间长度。每天的时刻表必须结构化而且能以看得见的界限陈列出来，还应当能够得到受过训练的工作人员的足够的帮助及监护。工作环境应当平静、安宁而且应当提供充足的个人活动空间。这一点对许多有孤独症障碍的人来说尤为重要。这些都只是理想的情况。实际存在的日托中心的类型，以及如何得到名额的问题，将在后面提及（参见第十八章）。

离开家庭

少数有孤独症障碍的儿童及青少年在学校生活的后期就到了寄宿学校，而大多数人在学龄期住在家里，只是白天去上学。家长必须仔细考虑这些孩子成年之后上哪儿生活的问题。有必要在孩子 18 岁之前提前几年就开始考虑这个问题，因为有良好的住宿环境的地方还是供不应求的。能够得到的安置途径将在第十八章讨论。

许多家长觉得很难考虑他们的孩子离开家庭，让陌生人来护理的可能性。他们知道，他们比任何一个其他人都更了解孩子，因而对自己的儿子或女儿在不能得到家庭的保护之后会发生什么情况，有着无尽无休的忧虑。无论情感上多么忧伤，家长必须面对这样的事实：他们不会总有能力来照看自己的孩子。由于种种原因，情况总有可能改变，因此必须为有孤独症障碍的人寻找一个能住宿护理的地方。生活在家中的兄弟姐妹的需要，父母自身生活质量的需要，都必须加以考虑。能够预先做出计划，而且可能的话，在父母仍然身体健康、有能力找到最佳的安置去处时，能亲眼看到孩子们在疗养院安顿下来，这样要好得多。一旦发现选定的疗养院不合适，父母还可以采取行动。而且，如果父母能在周末把儿子或女儿接回家，在孩子安顿在疗养院的初期能经常去看望他们，然后逐渐减少看望的次数，这样的过渡会轻松些。

从有孤独症障碍的青年人的观点来看，离开家庭有其优越性，毕竟这是一种最通常的生活模式。他们会遇见不同的人，能增加新的经历（他们至少会喜欢其中的一些经历），他们有可能学会新的技能以及更多的适应性行为，并且能够参加更加多种多样的休闲活动。刚安顿下来时，往往（但并不总是）有一段很难适应的时期，持续的时间长短也互不相等。如果环境良好，这种情况就会终止，生活就会更加轻松、更加愉快。

第十四章　能力较高的儿童、青少年及成人

定义及诊断

　　我把凡是具有语言及非语言技能，能力由低到高各不相等的儿童、青少年及成人都包括进这一群体。第五章已经提到，在瑞典进行的流行病学的研究表明，每千名儿童之中有 3~4 人有这种类型的发育障碍。

　　在婴儿期及儿童早期，一些较高能力的儿童显示出典型孤独症的行为模式。随着年龄的增长，他们的语言及其他技能发育良好，他们也变得越来越像阿斯伯格所描述的群体。有些人从一开始就符合阿斯伯格所描述的综合征，语言及适应性技能均没有迟滞。而大多数人，无论他们的早期病史如何，到青少年期及成人早期就具有阿斯伯格所描述的大多数或者全部特征：语言重复，社会交往主动但很天真。少数人保持了更多的凯纳氏综合征的特点：社会性孤独；尽管根据心理测验，他们在语言的理解及使用方面表现良好，但仍然无法沟通。还有一些人虽然明显属于孤独症谱系障碍，却不符合这两种综合征中的任何一种，只是具有一些混合的特征。

　　在第三章已经解释过，最新版本的国际分类标准 ICD – 10 及 DSM – IV 已经把语言及其他适应性技能的发展没有迟滞作为阿斯伯格综合征必不可少的诊断标准。与科学研究不同，在临床实践中，患者的当前行为

模式，而不是其早期病史，决定了个人的各种需要。更加重要的是，要识别出某人是否有孤独症谱系障碍，并对其能力水平及模式做出评估，而不是去争论他们属于哪个亚群。

儿童期

早年就具有典型孤独症行为的儿童，即使没有做出正确的诊断，也有可能被识别为存在发育障碍。而那些在通常的年龄就开始说话，生活自理及实用技能的发展或多或少属于正常的人的问题和需要，却往往没有被识别出来，直到上学时才出现大的问题。即使曾经做过诊断，许多人要到青少年期或者成人期才能得到诊断。

儿童残疾性质的早期识别，对于能力较高的人和对于残疾较为严重的人来说同样必要。能力较高的儿童在理解社会交往的性质方面有障碍，他们有着良好的言语却不能用于真正的相互交流，在想象力及活动模式方面刻板而重复。他们与障碍程度比较严重的患儿一样具有基本的障碍，只不过显现的方式有点不同罢了。他们同样需要结构化的、合理安排的方案，需要时刻表来提供每一天的框架。

在家和在学校的种种问题

有一些能力较高的儿童性情温和、顺从。可是，他们中的大多数却毫无顾忌，坚决要做他们想做的事。他们并不关心自己的行动后果，不论这些行动是否会影响他人或他们自己。这也许是因为他们没有能力去预计后果，去衡量他人是赞成或是反对，也没能力为未来做出合理的计划。没有这些技能的原因，很可能是孤独症谱系障碍所潜在的神经病理的直接后果。

同样，一意孤行的行为往往导致就学的困难。如果还没有做出过正确的诊断，那么孩子顽固地拒绝去做任何他们不感兴趣的事，以及他们怎么想就怎么说的习惯，就可能很容易被解释为不服从、没礼貌。他们往往不受其他孩子的欢迎，因为他们与同龄的小伙伴没有共同的兴趣，被认为是古怪、与众不同的。未经诊断却又很聪明的有孤独症障碍的儿童在学校可能非常不幸。一些人不知道如何向他人诉说自己的愁苦，只好默默地忍受。一些人攻击折磨他们的小伙伴，因而进一步陷入困境。有些人拒绝去上学，而另一些在青少年期有抑郁反应，或者有其他精神疾病。

另一种可能在家里或在学校引起麻烦的特点，是他们倾向于对同一话题讲了又讲，或者尽管有人已经做了解答，他们仍然会反复提出问题，或者从事无尽无休的争论，因为那个孩子对无论什么样的建议总能找到新的反对理由。

让生活过得轻松些

总的说来，同具有良好的语言及技能的某个有孤独症障碍的人生活在一起要比同某个残疾比较严重、明显依赖他人的某个人生活在一起更为艰难。能力较高的、年龄较大的一些孩子及青少年往往想同他们的同龄伙伴一样地独立行事，不愿意接受父母的权威。对家长及教师来说，下面的一些建议也许有所帮助。

A. 在家里

本节中所说的各点，大部分不仅适用于家庭，而且适用于学校。重要的是，讲清楚在家里或在学校要遵守的一些行为规则。要确保孩子能懂得，这些规定是人人都必须遵守的。如果孩子以为他们受到了不公正的批评，他们会感到怨恨；但是如果在家里或者班级里人人都遵守这些规定的话，他比较有可能去遵守。阿斯伯格写道：这些孩子比较愿意去服从那些表现为人人都适用的规定，而不愿意去服从专门针对他们的规定。例如："屋子里（学校里、家里）的每个人都必须……"其弊端是，一旦这样说了，如果另外某个人违背了这个规定，有孤独症障碍的孩子会第一个注意到并提出异议。他们却较少关心自己违反规定的做法。

绝不要生气或动感情。这说起来容易做起来难，不过你若能做得到，则是非常有裨益的。要保持冷静、超脱、审慎，对人人都绝对公平。无论是他们自己的还是别人的强烈情感，这些孩子都不能应付。面对这种公开显露出来的情感，他们往往会变得苦恼、生气，做出消极的反应。尤其令家长苦恼的是，能力较高的孩子不会对家长的要求做出反应，不会以某种方式去行事或表现来使家长感到高兴或者感到伤心。这些孩子不能体会别人的感情，因为他们很少有能力或者根本没有能力理解别人的思想与情感。许多家长因孩子明显缺少情感而非常伤心。这也是早期做出诊断如此重要的另一个原因。如果能向家长全面解释孤独症的性质，他们会比较容易接受孩子明显麻木不仁的表现。这样他们就能着手去培养一种比较客观的、不易激动的态度，而这种态度会有效得多。

无论什么时候，只要可能，就要避免正面的冲突。孩子总会赢得一场公开的战斗，因为他们根本没有固有的、服从权威或取悦他人的愿望，而且惩罚也吓不住他们。谈判与妥协比较有用。如果他们必须绝对服从某个法令，那么负责他的成年人必须以平静的、不容改变的冷淡态度来对付孩子的反对伎俩。这可能要花很长时间，因此需要无限的耐心。

要避免卷入到争论中去。一些孩子善于找到你说的每一点漏洞，因而你不可能在争论中赢。如果他们要就某个话题提出问题，情况也会如此。中止无边际的讨论的一个办法就是平静但坚定地对孩子说，这个题目现在已经结束了。要精确地限定孩子的时间，也许五分钟，让他在这段时间里提问或者讨论问题，并严格执行。有时候这样做是有帮助的。

大多数有孤独症的儿童，尤其是能力较高的那些，会频繁地试探能否突破家长及教师规定的界限。一些人表现出故意取笑及对抗。可是这种特点不是由于"顽皮"，而是由于用作社会交往的、内在化的规则体系还没有发展起来。在结构化及条理化的环境中，这种试探性行为会降至最低限度。因为在这种环境里，规定是公平合理的，是十分清楚地交待给孩子的，而且那里的成年权威人物的态度都很平静，都前后一致，也总是遵循同样的界限。其目的在于帮助孩子随着时间的推移能够发展出一些内在化的生活规则，哪怕是僵化的、不灵敏的也好。

有孤独症的孩子不懂得模棱两可的话或者双重含义的话，什么话都会从字面上去理解。他们会被讽刺的话或者反话弄糊涂，所以同他们交谈时应当避免这类话语。

兄弟姐妹的需要也是很重要的，家长可能会由于全力以赴地应付有孤独症障碍的孩子而忽略了其他兄弟姐妹的需要。这个题目将在第十五章做较为详尽的讨论。

B. 在学校

下面要说的各点尤其与那些在正规学校上学或者在不是专门为有孤独症障碍的儿童设置的其他类型的学校上学的孩子有关。到不同类型的学校上学的优点及缺点将在第十八章进行讨论。

有孤独症障碍的儿童没有任何基于年龄、班级、权威部门或者别的什么东西的等级制度的概念，他们是天生的民主主义者。他们怎么想怎么说，不考虑后果，不考虑别人的感情。这些品质即使有时候会令他人激怒，但也有其值得称赞的一面，他们不是故意作对或说话冒失。明白了这一点，有助于避免生气。

尽管他们十分自信、漠视权威，但是能力较高的有孤独症障碍的儿童，即使他们的能力很高，自尊心都十分差。他们都曾经历过社会交往方面的许多次失败。每当由于他们的行为表现天真而引发同龄伙伴的嘲笑和看不起时，他们都会很敏感。结果，有的人养成了一种患妄想狂的态度。在对孩子进行教学及护理时，必须把这些敏感性记在心里。

要利用一切机会让能力较高的孩子参与到可以提高他们自尊心的一切事情中来，例如从事他们擅长的体育活动（如果有的话）、音乐活动，参加需要死记硬背的小测验等，这都是有益的。一些孩子（虽然不是所有的）一点也不害怕而且喜欢在观众面前表演。在学校表演时为他们找到一个适合扮演的角色，并给予充分的辅导，这对所有有关的人来说都是非常值得的。

大多数孩子喜欢表扬，可是也有少数人表现得十分荒谬，如果因什么事受到表扬，反而会变得生气和消极。对此没有任何已知的解释，除非这是厌恶作为与众不同而被挑选出来的缘故。如果某个孩子有这种特点，必须小心谨慎避免做出口头的表扬，应当试一试其他非口头的表示赞许的办法。

孩子往往认识不到：当人们对他们整个群体说话时，是把他们每个人都包括在里面的。上课时必须保证能吸引他们的注意力。每当这样做的时候，重要的是要记住：他们对被不公平地挑选出来是很敏感的。所以，吸引他们的注意力要做得有策略才好。

找到途径去利用孩子在学习方面的一些积极技能，而不要把重点放在他们不能做的事情上，这一点很重要。研究孩子的一些特殊兴趣所在，把教学尽可能与这些兴趣结合起来，往往能激起孩子学习的愿望。例如，若能匠心独运，对火车的迷恋也可以用来从事美术、物理、数学、英语、地理甚至历史的教学。可是，如果孩子拒绝某个科目，甚至不想去设法学习，最好的办法是妥协。可以在那个特定的时刻允许孩子安安静静地从事某种个人感兴趣的事情，只要他不去扰乱班上其他同学就行。

在能力较高的孩子身上，各种各样特定的学习障碍往往与孤独症相联系。应该通过心理评估识别出这些特定的学习障碍，以便在教学计划中提出。一些孩子擅长于各种视觉—空间技能，其能力大大胜过对语言的理解，即使他们有流利的口语。对这样的孩子，以形象化的手段而不是以语言来表达种种概念是很有帮助的。另一方面，有些人有特定的视觉—空间方面的困难，但有较好的表达性语言，尽管他们通常有语言理解方面的问题。必须对教学工作进行调整，帮助他们应付这些问题。

身体协调能力差是常见的现象，虽然绝不是普遍的问题。这种情况可能呈现在大多数活动方面，即使这个孩子具有某种确实需要良好协调能力的特殊技能，例如，演奏乐器或者制作建筑玩具等。对于在大运动方面协调不良的那些人来说，成队比赛的运动项目可能是一场噩梦。必须努力找到某种在孩子能力范围之内的体育活动，使他们至少在一种活动爱好方面能与同龄的伙伴相匹敌。

学校的休息时间及午餐时间对这些孩子尤其有压力，因为这些是非结构化的时间。必须对他们加以监护，以保证他们不会感到苦恼或者去从事古怪的、老一套的行为。如果允许他们待在室内操作计算机或者去做他们喜欢的某种其他事情，他们也许能应付得好些。如果他们在室外与其余的孩子在一起，则需要保护他们，使之免受欺凌和取笑。可能有必要向其他的孩子做一些解释，并唤起他们的同情。解决这件事的方法是，不仅要强调那个孩子的问题，也要强调他的特殊天赋。这件事应该进行会商并征得家长的同意。

在主流学校或者在残疾人混合的学校里，并非所有孩子的日子都不好过。一些孩子有特殊技能，例如，能演奏乐器，有数学能力并愿意在作业方面帮助别人，或者在拼装组件方面表现灵敏，所有这一切都有可能受到同学的称赞。一些人安静、温顺，可能得到另外一个孩子的友情帮助，因此能受到保护。由于有孤独症障碍的孩子没有能力表达他们自己的感情，要想发现某个有孤独症障碍的孩子应付得怎么样，需要细心的监护和观察。

青春期

如同所有有孤独症障碍的儿童一样，青春期也许会给一些人带来一段时间的失调行为，虽然对于另外一些人来说，这可能是他们进展加速的时期。出现的问题往往同四个具体方面有关，即独立的愿望，日益意识到自己有残疾，需要建立友谊及异性关系，以及因学校考试而产生的压力。

独立的愿望

青春期与日益增长的身材、体力及过分自信相联系，而与能力的水平无关。那些具有较高能力的孩子，即使他们很幼稚，不成熟，一点不了解一般人的生活，他们仍然需要同龄小伙伴一样的自主权。较为理想的做法是，家庭与学校应当合作，教给孩子一些实用的行为规则，从而使他们有可能得到某些自主权。这种教学必须及早着手并坚持数年之久。这样做是会有帮助的，不过任何一份行为规则都不可能包罗万象，不可能把现实生活中会遇到的所有情景都包括进去。对于具有较高能力的群体，家长不得不接受某些风险，因为他们不可能把一个意志坚决的少年时刻置于他们的监护之下。他们所能做的只是尽可能清楚地讲明白家庭以外的行为规则，教给青年人在紧急情况下该向何处去求助。

有孤独症障碍的能力较高的青少年，尤其是那些具有阿斯伯格所描述的行为模式的青少年，有时显得越来越武断，他们不顾在童年时受到的抚爱和照顾，指责父母给他带来了诸多的麻烦。他们也许会因为一些微不足道的或者稀奇古怪的原因而敌视父母。例如，有一个少年说，他的所有麻烦都是由于在他8岁时父母不愿意为他购置非常昂贵的计算机所引起的。这种指责可能令家长感到负疚，即使他们知道这种指责是非理性的。最好的处理办法是家长保持平静，不要陷入争论，也不要为自己的行动辩护。如果这种敌意变得很强烈从而无法解决时，也许最好的办法是寻求家庭以外的住宿去处，如到寄宿学校去（参见第十八章）。

少数能力较高的青少年决意要按照自己的方式行事，他们试图支配家庭其他成员的生活。在一些案例中，他们飞扬跋扈、盛气凌人，以致家庭其他成员根本没有自己的生活。他们不得不去适应强加于他们的、往往是稀奇古怪和重复的生活模式以避免患者的暴怒发作及攻击性行为。在我所遇见过的所有此类病例中，因为在童年从未做出过孤独症障碍，尤其是阿斯伯格综合征的诊断，所以患者的行为就会令全家人手足无措。如果在儿童早期曾做出诊断，家长和教师就有可能提供必要的结构化和条理化的环境，从而在青春期开始之前就制定并实施一些实用的行为规则。一旦出现这类情况，家长唯一的对策是由家庭医生提出申请，请求社会服务中心和精神病中心给予帮助。首要的事情是做出诊断分类，其次才可能采取恰当的行动来减轻家庭的压力。家长必须把整体情况向有关专业人员说明，不应该为了保护他们的残疾儿子或女儿而设法隐瞒困难的程度。允许由他们来支配全家人的生活会害了他们，也害了家中的其他人。在大多数情况下，唯一的解决办法是提供家庭以外的住宿条件（参见第十八章）。

阿斯伯格在他的第一篇论文中特别提到：具有阿斯伯格综合征的患者往往对自己的家有强烈的依恋。这是一种对外部环境的依恋，而不是对家人的依恋。有时候，这种依恋会导致特别严重的不喜欢离家，哪怕是在什么地方住上一夜也不行，如果去度一个较长的假期就更不行了。自相矛盾的是，向往个人独立又有可能与拒绝离家结合在一起。如果这种对家的依恋表现明显，就会把全家人的假日变成痛苦的事情。对于那些能够自己对付生活几天的少年或成人，把他们留在家里，让家庭其他成员休息一下，也许是最好的办法。这种问题并非会在每个有阿斯伯格综合征的人身上出现。有些人喜欢旅行，喜欢新的地方，如果有足够的事情来消磨时间，他们在假期会表现得最好。

意识到自己有残疾

很难知道幼儿在多大程度上能意识到自己的残疾。当他们被环境弄得灰心丧气或者困惑不解时，他们当然会感到特别苦恼。能力较高的孩子在青春期之前，很可能已经有了相当的领悟力。也许他们会以自己的方式来表达这一点。有一个男孩过去常常因为没能完成某项任务而非常忧伤地说："干不了，没脑子。"（Can't do it. Got no brain.）一个 14 岁的女孩有一次问她的母亲："妈咪，上帝造我的时候，为什么没造得那么好呢？"一些少年想要知道为什么他们不同于他们的兄弟姐妹或者同龄的伙伴。不过由于每个人的个性与气质不同，他们对领悟到有残疾这一点的反应也各不相同。一些人能够接受而并不感到苦恼，一些人感到不幸和沮丧。还有一些人设法去应付，他们不论自己有什么问题，如果有人提到这一话题，就会很生气。

能够无忧无虑接受有残疾这一事实的青年人是最幸运的，因而也最容易同他们生活在一起。那些感到苦恼的青年人需要来自家庭、来自同他们有密切联系的其他人的支持。那些忧心忡忡的有孤独症障碍的青少年，为了克服困难，偶尔也会做出一些不恰当的事来。一个青年人突发奇想，认定他若从事跑步就会改善身体健康。因此他说干就干，在寒风刺骨的冬天，穿着背心裤衩一连跑了好几英里。人们在离家很远的地方找到他时，他已经精疲力竭了。人们也许无法预料这种冲动行为，因而也就无法去预防。同样也不可能不让能力较高的青少年知道：他们的确有一些大多数人所没有的具体问题。

为了提高他们的自尊心，应当强调并赞扬他们的一些积极的技能。阿斯伯格曾经指出，有许多别的人同他们一样，而且一些人在艺术及科学领域都取得了很高的成就。向他们指出这一点往往是很有裨益的。有些人会问起他们是否得了"精神病"？明智的解释是：基本的问题不是一种疾病，而是一种既有优点又有缺点的不同类型的大脑机体。这种解释最为接近科学事实。可以向他们指出：人人都善于做一些事情，又比较不善于做另一些事情。能力较高的有孤独症的人不善于理解别人和表达自己的感情，但在另外的一些领域却有擅长之处。要让他们懂得：许多人都羡慕乃至忌妒有孤独症障碍的人所确实具有的一些特殊技能，也许这样做会对他们有所帮助。这一类解释可以因人而异，要考虑到他们的理解水平。在日常生活过程中，在他们的特殊技能能充分发挥作用的情景中，只要有可能，就应当启发他们来提供帮助。

难以帮助的是这样一些青少年，他们表面上否认自己有任何残疾（尽管非常明显），实际上已经意识到自己有残疾，因而很不快乐。任何就上面所建议的内容进行讨论的企图都只会激起他们的狂怒和进一步的否认。唯一的行动方针是什么也不说，不过要做好准备，在他显示出需要帮助时给予支持。

友谊与两性关系

一些较高能力的青少年对于他们有没有朋友并不在乎，对于他们没有女朋友或者男朋友也不感兴趣。另一些人认识到他们很难与别人建立起种种关系，也就决心不再去设法建立，而大多数人清楚地意识到：他们不能建立友谊，或者即使有过友谊也很难维持，因而他们很苦恼。他们理解友谊的涵义及性质的能力往往很有限。对于在被他人接受之前需要如何跨出第一步，他们缺乏本能的了解。一旦他们的确建立了某种交往，他们往往不能够互谅互让，因而有可能对别人提出不适当的要求。

如同在生活的所有其他领域中一样，必须向有孤独症障碍的青少年传授与同龄伙伴进行社会交往的基本规则，而这些规则的制定不是一件容易的事。参加一些俱乐部或团体有可能成为欢乐的来源，从而有助于培养社会技能。如果该团体能迎合他的兴趣，其效果可能最佳。火车观察者俱乐部有可能吸引那些对火车入了迷的人；象棋俱乐部对于热衷于象棋比赛的人来说再适合不过了。那些并不致力于某种具体事务的社交性俱乐部则不大可能被接受。有时候在具有相似个性与兴趣的团体成员之间，确实会培养起友谊。在这种情况下，他们往往会相互就某个题目进行交谈，愉快地、滔滔不绝地讲起一连串的火车编号或象棋比赛的一些细节，而并没有任何真正意义上的交谈。

总的说来，促使他们需要一个男朋友或者女朋友的动机，仅仅在于模仿大多数同龄人所在做的事情的那种愿望，而不是一种情感关系的需要。然而这种获得成功的决心往往还很强烈，许多这样的青年人会询问家长或者教师，有没有能告诉他们如何得到伙伴，以及如何与伙伴交谈的书籍。更为困难的是，男孩们对女朋友往往有具体的要求，例如，要求有飘逸的金发与蓝色的眼睛，可是这样的女孩似乎并不那么容易取悦。

要确定这种关系远比建立普通友谊要艰难得多。经常的情况是，一位少年找到了一个女朋友，但那个女孩很快就中止了这种关系，因为她不久就发现他有多么古怪，多么不善于交际，对她的情感需要或者实际需要的了解多么少。例如，一个 17 岁的有孤独症障碍的男孩与一个比他年幼的女孩交了朋友，并把她看成是特别亲密的女朋友。他的母亲建议说，要是他能给那个女孩送上一份生日礼物，一定会让那个女孩高兴的。"好吧，"那个男孩说，"要是她把钱给我，我会送的。"当那个女孩不再与他有任何关系时，他感到非常惊讶。除了尽可能多地教他们社交技能之外，几乎什么忙也帮不上，只能向他们提供情感上的支持，并且向他们指出：许多人虽然没有性伙伴也能过一种令人满意的生活。

要是青少年对性行为有着特殊的兴趣，那么向他们讲授有关在这个生活领域中适当的行为规则就尤其重要，而且还要根据个人的年龄和能力水平安排尽可能多的监护。在不适当的场合中不加区别地展示或者幼稚地怂恿身体接触（例如抚摸、挠痒痒等），都应当坚决地加以劝阻。不管由于什么原因，女孩子如果特别容易受骗上当，而又不能时时刻刻加以监护的话，应当寻求有关避孕方法的建议。

因考试而产生的压力

许多能力很高的有孤独症障碍的青少年，无论在主流学校或者在特殊学校上学，都能依照国家设置的课程来学习。一些人什么问题也没有，学习成绩不错，而另一些人则发现中学阶段的学业日益艰难。在小学阶段，由于他们善于死记硬背，至少从表面上看还能跟上班上的其他同学。而中学教育需要对所学内容充分理解，需要建立联系和做出结论的能力，而不仅仅需要记忆。每当开始为考试做准备时，一些有孤独症障碍的小学生会经历很大的压力。这种压力使一些学生放弃考试，因而拒绝上学。例如，有一个少年就赖在床上不想起床。一些人虽然没有抱怨，勉强参加考试，结果考试成绩很糟。另一些人会在考前或考试过程中产生种种行为问题或者会得一种可以诊断出来的精神病，通常是抑郁症（参见后面"成人生活"这一节）。经历了这样的事件之后能再回去接受教育的人为数极少。

早期诊断，对孩子能力水平的精确评估以及安置在最适当的类型的学校，所有这一切都有助于解决后来由于考试压力所带来的种种问题。每当考试临近时，教师和家长要格外注意监护，仔细观察，这有助于及早发现孩子苦恼的迹象。考试时采取一些特殊的措施，如有认识的监护人在场，不在考试大厅进行考试等，也许就足够了。如果问题行为太严重，无法以这种方式加以解决，最好的办法是允许他们退出考试，而不是去冒严重精神崩溃的风险。如果发生了后面要讲到的那种精神崩溃，那就不可能进行考试了。

成人生活

对于能力较高的有孤独症障碍的成人来说，令人关心的主要事件涉及居住、就业以及他们是否能够结婚或与伴侣生活在一起组成家庭等。

居住

考虑到孤独症障碍轻重程度不等的所有人，如果把那些具有高度技能的以及除了只有非常轻微的三合一障碍以外并没有其他任何残疾的人都包括在内，就可能有某种把握说，能力很高的成人之中的大多数都能够独立生活。但其中还有许多人没有足够的自我照顾技能、持家技能以及实用技能，或者没有足够的常识来拥有自己的家庭。

一部分人继续与父母生活在一起。如果那个人有固定的受保护的或开放性的就业机会，有一些休闲活动，而且在家里能通情达理地合作帮助，这样的居住方式也许相当不错。可是一些人因为得不到有报酬的工作，当地又没有适合他的受保护的就业机会，也就没有任何一种外出活动。在这种情况下，这种成人只好待在家里，从事他们的重复活动，或者观看同样的录像带，或者什么也不干。这种情况持续的时间越长，那个人就越少有可能想去过一种比较积极的生活。少数人有可能会以本章前面所说过的那种方式开始支配全家人的生活。这种情况之所以会出现，是因为在英国的许多地区缺乏适合能力较高的有孤独症障碍人士的日托或寄宿的服务机构。处于这种情况的家长有可能得到全国及地方孤独症协会的支持和帮助。

对于那些不能工作或独立生活的成年人来说，最佳的解决办法是寄宿在专门为能力较高的有孤独症的人开办的疗养所内。这种疗养所大多数是由全国及地方孤独症协会建立的（参见第十八章）。可是这一群体中的成人有可能在各种可能存在的保护性居住机构（无论是适合的或者是不适合的）中找到。有一些还可能在流浪飘泊、生活维艰的人群中间找到。在安置不当的人中，大多数人从来没有被诊断过，因此，不可能在他们还是孩子的时候就为他们的未来做出明智的计划。

就业

适当的就业机会，无论是开放性的，还是受保护的，只要能利用他们的特殊技能，并为他们所喜欢，乃是最大限度地提高其自尊心、最低限度地降低其失调行为的最佳途径。能力较高的有孤独症障碍的成人能受雇从事有报酬的职业范围很广。除了能力水平及特殊技能领域之外，某些因素对成功就业来说也是很重要的。有同情心、有见识的雇主，以及宽容的工作伙伴是最根本的。社会交往及沟通方面的障碍排除了需要与人们进行许多交往及交谈的工作机会。有孤独症的人缺少灵活性，这意味着他们可能不适合那种指令复杂、方法常常变更的工作。一些成人有可能仍然对噪声及很亮的灯光过敏，因而不能忍受工作场所的这种条件。要是人们不耐烦或者发火，或者有人大声喊叫，他们往往会心烦意乱。他们开始工作前，需要有人向他们解释每个细节，指给他们看更衣室及厕所在什么地方，告诉他们怎样到自助餐厅去用午餐，什么时候开始工作等，同样重要的是告诉他们什么时候下班。需要有人来照料他们，以确保一切都进行得很顺利。甚至在他们去上班的路上也会遇到意想不到的困难。乘坐公共交通工具就会有风险：公共汽车或者火车可能会误点，或者被取消，这会使他们感到困惑及苦恼。

那些适合到社会上就业的人，往往工作努力而且很认真。一旦他们学会了工作规则，就会细致精确地加以应用研究。虽然这也会有负面作用：由于追求精确完美，可能会大大降低工作速度，而使人无法接受。通常他们很诚实，不会用心计。如果一切顺利，一旦他们的残疾为同事所了解和接受，他们往往会受到同事的欢迎。如果雇主和工作伙伴不了解这个人的特殊障碍的性质，就会产生种种问题。

在能力较高的成人中，有一些人尽管有种种技能，却往往因为他们的行为太刻板重复，难以适应有报酬的工作的要求，也就无法应付开放性就业。他们需要那种适合自身条件的保护性职业。能够迎合他们这一群体的专门化服务中心几乎没有。为有学习障碍人士开办的种种日托中心往往不能够为有孤独症障碍的人（尤其是那些能力较高的人）提供服务，也应付不了他们，除非中心内拥有一些受过相关训练及有经验的工作人员，从而采取特殊的措施。

由英国国家孤独症协会所举办的实验性的计划，旨在帮助能力较高的成人找到并适应就业的机会，将在第十八章加以叙述。

婚姻

有孤独症障碍的幼儿的父母经常询问的一个问题是：他（她）将来能结婚有小孩吗？到目前为止，对那些在童年时被确认为有孤独症障碍的人们的追踪研究表明，实际上他们没有任何一个结了婚。考虑到社会交往方面的严重障碍，这种情况是意料之中的。

可能结婚的是这样一些成年人，他们的三合一障碍最为轻微，具有平均的能力或者较高能力，而且在大多数情况下，他们从来没有被诊断过有孤独症障碍。如果有孤独症障碍人士的配偶尊重他的才能，并且了解和接纳他古怪偏执的行为，这样的婚姻是可行的。婚姻出现问题往往是因为配偶要求他能体会别人的感情以及有更多的情感方面的投入，而这是有孤独症障碍的人所不能给予的。

另一方面的困难在于有孤独症的人在家里坚持一种生活常规，无论出现什么情况都不能改变。在有孤独症特质的男子的妻子之中，有一些人由于日常生活的压力来寻求帮助。在大多数情况下，她们结婚时并没有意识到未来会遇到的问题，或者以为她们的影响会改变自己的丈夫。要改变任何人的性格与行为模式是不可能的，更不必说去改变某个有孤独症特质的人。她们迟早会认识到这一点，因而不知道怎么办才好。实际上只有两个行动方针：一是接受配偶的情况，并且尽可能处理得好些；一是结束婚姻或伙伴关系。这是两种明显的选择，尤其是在涉及孩子问题时，不过较好的办法还是面对事实。

孩子的降生会把事情弄得更糟，因为孩子的需要会增加夫妇间相互支持的需要，而且婴儿及刚会走路的小孩子往往会有破坏任何有序生活的企图。正如第七章中已经提到的那样，在孤独症障碍的病因方面，各种遗传因素是有充分证据的。迄今所能得到的数字都与这样一种风险有关：即父母如果已经有了一个有孤独症障碍的孩子，就有可能再有另一个。如果父母中一方或双方有轻微的孤独症障碍，或者有社会交往障碍或沟通障碍，或者重复行为，这种风险空间有多大，还没有任何统计数字，不过这种风险似乎可能高于一般人。

精神疾病

青春期及成人生活时的精神疾病可能使孤独症障碍复杂化。主要是那些能力较高的，能够叙述某些症状的人才能被做出精神疾病的诊断。

最可能出现的精神疾病是抑郁症，这往往与他们有点领悟及认识到自己与同龄伙伴不同这一点有关。没有朋友，尤其是没有女朋友或男朋友，或者试图建立这种关系失败了，都是得抑郁症的常见病因。在许多人身上，很可能是在大多数人身上，其症状相对来说较轻，而且是受了一些问题的影响。可是，有时候这种抑郁症很重，影响到食欲、睡眠及一般的活动水平。在这种情况下可能需要精神病学治疗，包括抗抑郁症药物的治疗。向某个懂得孤独症障碍并有与患者打交道的经验的人咨询，对那些不幸的、认为难以适应他们的残疾状况的能力较高的青少年和成人来说，可能是最有帮助的。

其他能诊断出来的精神疾病较不常见。有可能出现躁狂症，或者轻度躁狂与抑郁症交替出现，这就需要适当的治疗。在有孤独症障碍的某个人身上要做出精神分裂症的诊断尤为困难。做出"否定结论的"一些症状，例如，缺乏社会交往能力，缺乏口语和非口语的交流能力以及缺乏动机等，都是二者所常见的。做出精神分裂症"肯定结论的"一些症状，即幻听及妄想的体验，对于某个有沟通方面障碍的孤独症障碍患者来说，是很难或者是不可能加以描述的。大多数有孤独症障碍的人，即使是语法掌握得很好，词汇量丰富，都很难理解提问的含义，也很难说出典型的精神分裂症的主观体验。由于感到困惑，不知道如何回答，他们有可能对任何问题都回答"是"。某个年轻的职员，因为他的办公室在粉刷，只好到另一个办公室去办公，为此他感到焦虑不安。他因为严重行为失调被送进了精神病诊所。在此之前他从未被诊断过有孤独症障碍。医生问他：办公室里一个人也没有时，他是否听到了说话的声音。对此他的回答是：他刚刚有过这种体验。于是医生就怀疑他有精神分裂症。

后来才发现，他当时指的是透过薄薄的隔板，他能无意中听到隔壁房间里的人在说话。医生根据从他父母那里了解到的病史，做出了阿斯伯格型的孤独症障碍的诊断。在得出精神分裂症结论之前，要非常小心谨慎从事。但是如果某个孤独症障碍患者身上的确出现了这种精神分裂症，就应当进行相应的治疗，包括给予最有效的药物。

这个故事说明了孤独症障碍并发精神病的另一个方面的问题。处在压力之下，即使原先有能力的、相对来说适应能力较好的青少年或年轻的成人也可能出现行为失调，语无伦次，毫不连贯。他的行动可能显得随便散漫，极端的不适当。对这种状态的人们往往使用"精神病患者"这一术语，但这个术语就人们对这种状态的了解来说是于事无补的。这种状态和精神分裂症不是同一回事，虽然也可能存在非特定的妄想、幻听及奇特的感知体验。如果能弄清楚这种压力的来源并消除它，问题通常就会消失掉。

在少数青少年及年轻的成人身上，童年时代反复的生活常规会发展成如同在不由自主的强迫症障碍中见到的那种行为。他们采取的形式可能是经常洗手，或者坚持做某些动作，如以精确的方式系钮扣，一旦出现任何误差就重新系一遍，或者反复做同一件事。病态的恐惧，如害怕细菌可能变得很强烈，并伴随着反复的仪式化行为以防止感染。这就引起了有关孤独症障碍与强迫状态之间相互关系的这样令人感兴趣的问题。已经发现的有助于治疗强迫状态的药物，对于有这种类型行为的孤独症障碍患者，可能也是有效的。

非常少部分的青少年及年轻的成人行动逐渐变得越来越缓慢，可能变成固定于某个姿势，也许拿一匙子食物在送进嘴里的过程中保存这种状态达几秒、几分钟甚至更长的时间。他们可能难以跨过房间之间的门槛或者难以跨过铺在地面上的两种不同类型的材料之间的界线，会踩着碎步向前，然后回来，往复不已。他们可能无法开始任何行动，如从椅子上站起来，除非看到有另外某个人这样做来带动他。他们可能停止说话，失去所有的主动性，包括不去上厕所以致大小便失禁。这叫作紧张症（catatonia）。这似乎是没有能力做出开始某个动作的意愿。就像在第一次世界大战期间及战后出现的流行性嗜眠性脑炎后继的紧张症状，人们可以在根据奥列弗·萨克斯（Oliver Sacks）的有关这一主题的、根据《睡人》（Awakenings）一书改编的电影中看到。在某些情况下，患者是在经历了产生强迫性行为的阶段之后才到达这种状态的。重复的仪式化行为的时间越来越长，动作越来越慢，最后那人就处于紧张症的状态。

在处于紧张症状态的人们身上，在紧张症开始之前学会了的一些机械的动作模式，只要有人帮助他们开始，他们就会继续下去，像骑自行车，在蹦床上跳或者把足球踢回来这些动作，都是可能的。还有，他们沿着轮廓分明的人行道走要比穿过开阔的无标记的地面走来得容易。这些事实为如何去帮助这些患者提供了指南：不能让他们坐在那里什么也不干，而应该通过每天的种种活动来带动他，应当鼓励他们去从事在紧张症发病之前已经发展了的一连串的机械性动作。应当注意的是，这类动作一旦开始，对于他们来说要想停下来就像最初开始一样难。应当对这些活动进行监控，不要让他们弄得精疲力竭。已经有人报道过，在某些紧张症的病例中，抗抑郁的药物是有用的，不过药效因人而异，因而只能用试错法来开处方。

紧张症有可能发生在有孤独症障碍的青少年和年轻的成人身上，而不论其能力的高低。人们还不知道发生紧张症的原因，究竟有多大比例的人得这种病，也没有人就此做过任何研究，虽然其数量显然是很少的。

使孤独症障碍复杂化的各种精神疾患都必须予以适当的治疗，但是潜在的孤独症障碍也决不能忽视。即使并发的精神疾病得到了成功的治疗，由于孤独症这种长期障碍所产生的特殊需要依旧存在。比较理想的是，不仅儿童精神科医生，而且成人精神科医生，都应该有孤独症障碍方面的训练与经验，因为在他们临床工作的所有领域中都会遇到有这种障碍的人们。他们应当了解患者所需要的服务机构，以便把患者介绍到有关的机构得到长期的帮助。

过失及犯罪行为

无论是仅有轻度学习障碍的，或者是具有临界能力、平均能力或较高能力的，有孤独症障碍的青少年及成人都有可能做出与法律发生冲突的行动。当然这种情况只发生在很少数人身上，大多数人都是特别遵纪守法的，因为他们遵守规章制度能达到细微末节的程度。

少数人违犯法律的原因各不相同。有些人不了解某些法律也适用于他们，因此无法理解为什么人们大惊小怪。有一个青年从他姑妈的家里拿了钱，因为他以为钱能买来他的朋友。由于他是在抽屉里而不是在她的手提包里找到的钱，他天真地以为，他可以拿这笔钱。

对特别感兴趣的东西的追求也能导致麻烦。有一个少女对不同品种的狗的特点着了迷，虽然她一点也不喜欢真正的狗。她不付钱就从书店拿了一些养狗的书。她干了两次都没被人发现，但是第三次却被人抓住了。她感到很愤慨，因为她以为头两次没有任何人阻止她，这就表明人们允许她去拿她想要的书。不过她这种明显的古怪表现及坦率的天真态度最终使她免受控告。

在少量的病例中，社会性障碍表现为对他人完全漠不关心，但如果这一点和某种特殊兴趣（如武器、化学药品）联系在一起，就有可能产生在某个人身上试一试其效用的企图。

在少数几个患者身上，类似妄想狂的情感可能会特别强烈，往往是出于被同龄伙伴排斥或取笑的真实经历。这种报复的愿望可能会导致对人体的侵犯、对财产的袭击或者其他的非法行动。如果家长对患者的一些问题进行不应有的指责，他们有可能成为这类攻击性行为的对象。

偶尔，某个少年参加了从事过失活动的同龄人的团伙。有孤独症障碍的年轻人追随着这帮人，因为这是他能找到友谊的捷径。他迟早都可能成为这帮人中被抓住的一个成员，而其他人则很快逃之夭夭。

正如已经强调过的那样，从事过失或犯罪行为的人只占很小的比例。要是能在儿童早期就做出诊断，能够提供适当的教育以及结构化的、合理安排的教学方案，在青少年或成人生活中出现非法行为的机会就会降低到最小限度。如果的确出现了这样的问题，或者似乎可能出现，家长应当向精神病机构、社会服务机构以及地方或英国孤独症协会寻求帮助。正如前面已经提到的那样，试图隐瞒这些问题对任何人都无补于事，更不必说对有孤独症的青年人了。

与"正常"的界线

　　许多孤独症障碍所特有的一些特征都可能以较轻的形式在一些人身上出现，这些人在生活的各个方面的功能都很良好。大多数人都可能从自己个性的一个方面或较多方面中识别出与孤独症行为有共同之处的地方。正如阿斯伯格曾指出的那样，某种程度的孤独症对于从事艺术及科学领域的人来说是一种优势。

　　在最有能力的人身上，他们的孤独症障碍与也许可以称之为偏离正常的表现之间没有明显的边界。在就有关诊断的一些问题进行讨论时，人们往往会问，界线应该划在什么地方。会不会有这样一种危险：即由于他们下了诊断引起了原先并不存在的问题，反倒对某个人产生危害。这是一个理论问题，而并不是实践中进退两难的处境。在临床上，做出孤独症障碍诊断的主要原因是，所涉及的个人从婴儿期起到成人生活期都经历过重大的发育障碍，因此是他们的父母，或者偶尔是他们自己，来寻求帮助的。在这种情况下，为了做出诊断进行调查研究，随之提供种种建议是恰当的。应付自如的个人，即使他们有许多孤独症的性状，是不会被申请或者也不会自己来申请做出诊断的，因而建议他们来做诊断会是一种没有依据的干涉。有一群非常有能力的人，他们意识到自己有孤独症障碍，而且他们之间还保持相互联系。他们在各种各样的出版物上阐明这样的观点：他们的思考方式，他们体验世界的方法对他们来说是正确的，即使有这么一回事，他们也不愿意被"治愈"。绝不是所有具有领悟能力的人都这样认为，因而的确有一些人，即使从表面上看能自如应付生活，也会来寻求帮助。每个人的感情愿望都应当得到尊重。

第十五章　兄弟姐妹问题

跟有各种各样的障碍包括有孤独症障碍的同胞兄弟姐妹生活在一起，对孩子会产生什么影响，人们已经进行了一些研究，但是报告的结果却是相互冲突的。看上去，一些孩子受到了不利的影响，而另一些却应付自如。这些效果跟整整一系列可确定的和不可确定的因素有关，包括障碍的严重程度，那个孩子是否有扰乱行为，兄弟姐妹的个性以及家长的态度等。

那些与有孤独症障碍的同胞生活在一起的孩子确实面临着许多特殊的问题。对他们来说，最困难的事情也许是，他们的父母不得不花费太多的时间和注意力在那个特殊孩子身上，以致照顾家庭其他成员所花费的时间几乎没有了。尤其可能影响到的是与那个残疾孩子年龄相近的一个兄弟或者姐妹。家长应当意识到这种危险，要尽一切努力为其他的孩子拨出时间，向他们表示父母也同样爱他们、重视他们。要是可能，安排某个人来做家务，家长就会比较容易安排时间。

有破坏性行为的孩子可能会损坏玩具和其他东西。兄弟姐妹需要有一个特殊的、安全的地方把他们的珍藏品锁起来。如果可能，应该有自己的房间。可能的话，家长应当替换掉危险物品，设法教育有孤独症障碍的儿童不要去触碰除了自己的东西之外的任何物品。要是向兄弟姐妹做出保证，他们的权利会得到尊重，他们就可能以比较大方的态度来接受偶尔的财产损失。

学龄阶段的兄弟姐妹也许会感到不能带他们的朋友回家来玩。如果可能，家长应当鼓励朋友们来访。最好能够坦率而简要地向兄弟姐妹和朋友们解释一下孤独症是怎么一回事，以尽可能平静、放松的态度回答他们提出的问题。有孤独症障碍的孩子也许能够和其他人一起玩耍，但是，要是他们习惯性地破坏各种活动，家长应当安排其他孩子和他们的朋友至少有一些属于自己的时间。

许多儿童喜欢跟自己有孤独症障碍的同胞一起玩，教他们学习，而且可能让他们参与各种各样的活动。兄弟姐妹在这方面要比家长更加容易取得成功。同胞中有残疾的儿童在成熟程度上往往会超过他们的年龄，有可能在成年之后加入到照顾者的行列。有孤独症障碍的孩子的父母必须认识到，不要把太多的责任放到其他孩子身上，要确保其他孩子有足够的时间从事自己的追求。

家长自然会关心那个残疾孩子的前途。有些家长也许希望一个姐妹或者兄弟愿意最终承担起照料的责任。这是一项放在年轻肩膀上的艰巨的负担，如果严肃地承担起来之后，就可能对他们的一生造成不利的影响。最好还是让兄弟姐妹自己做出决定：他们能够在多大程度上给予支撑，而不是使他们屈从于情感的压力，无论是以公开的还是隐蔽的方式。

有一些兄弟姐妹认为跟一个有孤独症障碍的孩子互动，是一件很难做到的事情。他们的这种感情应当得到尊重，不应当对他们施加压力要他们参与进来，或者让他们感到负疚。对于一位在拼命地寻求帮助的家长来说，这样的建议是难以接受的。可是一个心存怨恨、不情愿的帮忙者，比没有这个帮忙者更糟。

兄弟姐妹在了解孤独症的本质之前，可能担心自己也会养成孤独症行为。他们可能会产生各种各样惊慌失措的恐惧，乃至一些虚幻的想法，因而家长需要对这些感情很敏感。他们可以以平静的态度接受自己的所有孩子，表达跟孩子们讨论问题、解释情况的愿望，并用自己的爱心和安慰等来提供帮助。

兄弟姐妹到了青春期，往往会担心自己未来的孩子会不会有孤独症障碍。正如在第七章已经讨论过的那样，对于已经有过一个典型孤独症孩子的家长来说，另外一个孩子有孤独症障碍，或者具有比较轻微的孤独症特征的风险增加了。兄弟姐妹会有同样类型残疾孩子的风险确切有多大，至今还没有人计算过，但是高于一般人口中的风险，似乎是可能的。准确的风险程度一定会变化多样，并取决于受到感染的孩子的病因。例如，要是已知病因是母亲怀孕期间得过风疹的话，就不大可能是基因方面的因素。存在着许多种不同的能够引起先天性残疾的基因性疾病和其他疾病，在既往家族史中从来没有过这些问题的家族为数甚少。

英国孤独症协会的期刊《沟通》① 偶尔会刊出有孤独症障碍的儿童或成人的兄弟姐妹所写的文章。一些人认为去会见或者跟其他处于相同处境的人们保持联系会有所帮助，他们可以通过协会进行接触。非常欢迎兄弟姐妹参加地方以及全国的协会会议。

---

①原注：《沟通》（Communication）每年出版三次，包括研究和临床的最新进展，同时也供家长和专业人员分享想法和经验。

第十六章　家长面临的问题

家长不得不去应付一系列的问题，其中一些是非常实际的问题，一些则是情感方面的问题。这类问题中有许多是有任何一类残疾的孩子的父母所共有的，而其他一些则是有孤独症障碍的儿童的家庭所特有的。

作为有终生残疾的孩子的父母，在他们第一次获悉事情真相之后，都不得不经历态度上的转变，这是一个痛苦的过程。像所有的家长一样，他们开始的时候期望自己有一个健全的宝宝，期望宝宝会长大成为完全独立的成人。现在他们不得不根据事实进行调整，他们曾经对自己孩子的未来所怀有的希望和制订的计划，还有他们自己的未来计划，都不得不因此而改变。他们可能会产生负疚感，这是一种心理能量（mental energy）的浪费，而这种心理能量原本是可能得到更好运用的。专业工作者可能帮助家长去培养一种建设性的态度。无论是那些未能对孤独症障碍做出诊断，而且把孩子的怪异行为归咎于家长处置不当的专业人员，还是那些虽然确认了孤独症，却认为孤独症是由父母引起的工作人员，他们对家庭和孩子都危害极大。持这些观念的人虽然越来越少见，但是仍然存在。

在某个孩子身上存在的孤独症障碍，会引发父母的一些特殊的情感问题。这种残疾在刚出生的时候是识别不出来的，早在 18 个月之前就能得到诊断的情况实属罕见。家长经历着情感上的秋千，有时候他们知道孩子在什么地方出了毛病，而在其他的时候他们又会说服自己，孩子什么毛病都没有。他们安慰自己，是因为孩子的身体发育正常，没有理由惊慌，而且孩子偶尔还会熟练地做一些事情，看上去他们一定非常聪明。在另一方面，在呈现出社会性孤独的时候，家长又非常痛苦，感到困惑不解。家长通常会认为，必然会存在某一种简单的答案，人们一旦找到了这种答案，就能够解决所有的问题。最终他们心中的那份焦虑得到了证实，他们开始寻求专业人员的意见。在此之前，家长在满怀希望与悲观绝望之间经常摇摆，他们可能觉得这样的事实是难以接受的。

在做出诊断之前，家长往往会感到自己是世界上唯一生了一个有如此怪异行为的孩子的父母。而在了解到还有许多其他的家庭时，他们会大大地松一口气。通过当地的孤独症协会去会见其他的家长，是获得情感支持和实际帮助的渠道。随着对孤独症障碍的了解的增加，在那个孩子早年所经历过的那种情感方面的孤立无助的心情会减少，但是仍然会出现。这就是获得早期诊断和准确诊断的重要性的一个重大理由。人们正在进行研究，去寻找在出生后尽早识别出基本障碍的途径，而且正在取得进展。

在有孤独症障碍孩子生命的头几年里，家长对孩子的情感依恋使他们锲而不舍，即使孩子几乎没有或者根本没有显示出任何反应。尽管存在所有这些困难，残疾孩子非常虚弱而又不能独立，但这往往会使家长对孩子天生的情感依恋更加强烈。这种情感依恋的积极结果是那个孩子得到父母的关爱和照料；这种倾向的负面作用是减少了对家庭其他成员的关注。尽管其他家庭成员在生活上更加独立，但是仍然需要父母的爱和支持。在确实出现进步的时候，每前进一小步都是极大的惊喜，因为进步是经过了很长的时间才来到的。

帮助某个有孤独症障碍的儿童去培养各种技能、喜爱各种活动，是一件艰巨而耗时的工作。如果同时还要抚养其他的孩子，二者结合到一起，听上去像是一项不可能完成的壮举。唯一的解决办法是建立起一种生活常规，使全家的每一个成员都能够享有父母给予自己的那份公平的关注。每天定期与父母有短时间接触，要比偶尔接触较长时间为好。家长在时间表中不要忘记了自己。他们需要一些休息，离家去放松一下，为的是保存自身协调和谐的感觉。要是他们的视野仅局限于那个残疾孩子的日常生活，那么没有一个人能够受益，更不必说其他所有的孩子了。

如果有孤独症障碍的孩子会破坏衣物、家具、窗户、墙纸等，可能会造成家长的额外开支。要是他们没有经过上厕所的训练，那么就不得不提供尿布给他们，而且需要不断清洗床单和其他床上用品。家长应当去申请他们合法享有的法定经济福利。

全家的社会生活往往会受到残疾孩子，尤其是有孤独症障碍的孩子的限制。如果他们有扰乱行为，就可能很难找到保姆，以致父母可能永远也没有时间一起外出。地方孤独症协会可能会有一份代为照看婴儿的计划。如果没有，则可以由感兴趣的成员提出这样的想法，并进行实际的考察。这样的计划总是个别人主动提倡的结果。

把孩子带出去，带到大庭广众之下，可能会导致一些问题。他们之中的大多数在外表上都没有显示出残疾的迹象。如果他们的行为表现古怪，一些陌生人就会挑剔，认为那个孩子是"被惯坏了的"。敏感的父母可能会避免带领那个孩子外出，甚至避免他们自己可能喜爱的外出。为了孩子以及全家的缘故，家长必须养成厚脸皮的习惯，尽可能多地带孩子外出，而不去理会那些没有受到良好教育的人们瞪着眼睛看孩子。尽早开始教孩子在公众场合下的恰当行为，确实会减少重大的问题（参见第十章）。自从本书第一版写作以来，在各种媒体的宣传以及电影《雨人》的帮助下，公众对孤独症障碍人士的了解和同情已经大大增加。

大多数家长担心会不会再生出一个孤独症障碍的孩子，尤其是他们的第一个孩子是这样的情况。现在已经有强有力的证据证明，家长会生出一个以上的有孤独症障碍的孩子的风险确实会增加，除非第一个孩子的病因已经知道，而且显然并非遗传方面的原因。详细情况已经在第七章中做了介绍。遗传方面的问题可以获得咨询，有关信息可以从英国孤独症协会那里获得。可是，归根结底，家长必须考虑到与他们自身以及与他们家族有关的事实，并做出自己的决定。

家庭中本身发育正常的其他孩子的一些问题已经在第十五章中讨论过，这些问题增加了家长的关切。要是同胞问起有关孤独症障碍的问题，包括他们自己也会有一个受到影响的孩子的风险有多大。最佳的策略是，家长在被问到这些问题时，要如实地回答。如果他们对事实情况不能肯定的话，英国孤独症协会能够推荐阅读材料，提供专家的建议。

亲戚们常常能够提供帮助和支持。如祖父母、外祖父母都能够提供情感方面和实际的帮助，包括照看婴儿等。慈爱的祖父母会跟那个孩子建立起一种特殊的关系，不知道为什么他们能够找到途径去绕过社会交往障碍和沟通障碍。

不幸的是，一些亲戚的态度可能不是那么具有建设性的。他们也许会觉得一个残疾孩子给整个家族带来了不良的形象，他们不去考虑这样的事实：所有的家族在其家族历史上总会有残疾的亲戚在某个地方存在。他们也许会设法去指责做母亲的或者做父亲的，或者指责他们的祖先。他们可能会排斥那个孩子，可能会试图避免见到他们或者避免让他们涉足家族事务、走访或者外出活动等。同样令人苦恼的，是那些坚持说那个孩子什么毛病也没有的亲戚，他们认为所有的问题都在于父母养育孩子的方法，以及处置困难行为的方法不当所致。最好的应付办法是保持冷静，以平静和有尊严的态度去提供信息，但是不要被卷入争论之中。要是没有办法改变他们的态度，那就尽可能少地去看望那些不予同情的亲戚们。

怎么强调也不过分的是，有孤独症的儿童在残疾的严重程度方面存在着极大的不同，因而他们能够取得进步的多少也有很大的不同，其范围从几乎没有一直到在成年生活中能够达到独立为止。家有严重残疾孩子的家长，在看到自己的孩子几乎没有进步，而得知别人家有孤独症障碍的孩子在大踏步地取得进步的时候，不得不去应付悲伤的感情。在第一次得到确诊的时候，所有家长都希望，他们自己的孩子会是一个预后良好的孩子，但是追踪研究已经表明，绝大多数孩子都不属于这一类。这仅仅是这些家长要应对的许多事实中的又一个比较难以应对的事实而已。他们如果由于自己孩子的问题而自责，这是浪费时间，毫无意义。有建设性的方法是要制订目标，为每一个孩子找到一种生活方式，无论他们各自的功能水平高低，都要使他们尽可能地生活快乐、满足。孩子取得长足进步的家长，对那些进步不大的孩子的家长，应当避免采取高人一等的态度。在孩子长大之后，那些能力较高的孩子的家长，在他们的儿子或女儿试图要独立生活的时候，只能够眼睁睁看着，而没有能力去帮助，因而在这个过程中感到很痛苦。而那些残疾程度较为严重的孩子，他们终生需要依赖别人，家长至少避免了由此而引起的这种痛苦。

那些在成年后也永远独立不了的孩子的家长，会担心在他们自己不再能够照料孩子的时候，孩子将会怎样生活。正如在第十五章已经提到过的那样，要是家长对兄弟姐妹施加情感方面的压力，使他们感到应当接过在未来照料那个孩子的责任，这对兄弟姐妹来说是一种巨大的负担。家长能够采取的实际步骤，是确保当地的社会服务机构知道有那个孩子；早在必须把那个孩子送到寄宿机构生活之前，就应该对不同类型的机构进行调查研究；并获得有关遗嘱和信托财产的法律建议，要是这样做适用于该家庭的经济情况的话。

家庭内部的团结是成功应对抚养一个有孤独症障碍的孩子所带来的压力的一个重大因素。重要的是避免因那个孩子的行为而指责对方的诱惑。互相批评对孩子处置不当，这样做一点好处也没有，只会带来很大的危害。对有关家族中间遗传方面的特点进行讨论，要是能够进行明智的询问，会是非常有趣的事情，但是如果把这些特点用来作为指责的中心，那就没有意思了。一系列不眠之夜加上可怕的白天能够考验天使的耐性，但是保持平静和理智的努力是完全值得的。如果始终如一地做下去，忍住不发脾气、不唠叨、不发牢骚，或者不急躁易怒，所有人都会变得轻松些。良好的家庭关系对于孩子的行为起着有益的作用，部分的原因是，任何孩子在团结一致的家庭里都会比较快乐，也比较容易管理；另一部分的原因是，正确处理困难行为要求父母双方采取一致的方法。当着孩子的面，必须互相支持对方的决定，而把方法问题留到他们单独相处的时候去讨论。一些夫妇在经历了养育一个残疾孩子的过程之后，关系变得更加紧密了，而另一些夫妇则由于压力而关系破裂。从家庭双方的亲戚那里获得支持，从专业人员那里获取帮助，在学前单位、学校以及成人服务机构那里得到适当的安置等，所有这一切都有助于减轻家庭成员的负担。幽默感也是大有帮助的。孩子做的和说的许多事情都非常滑稽，即使在出现的当时令人难堪，在回忆时置之一笑，都会对人们大有裨益。

　　家长偶尔会面临进退两难的境地：他们觉得，他们认识的另一个家庭里的一个孩子肯定也有孤独症障碍，而其父母还不知道，或者不愿意面对这种可能性。要是那个孩子的家长不知道什么是孤独症，有策略地询问和解释，可能会成为那个家庭开始寻求帮助所需要的催化剂。如果情况相反，那对夫妇并不想知道，那就什么也做不成了，除非等到他们开始承认孤独症跟他们有关系时，才可能准备在恰当的时候给予帮助。

第十七章　专业人员的作用

本章将讨论与孤独症障碍有关的各类专业人员的作用。专业人员工作所在的服务机构，将在第十八章中加以概要叙述。

拜访任何一位专业人员能否取得成功，取决于有孤独症障碍的那个孩子或成人，但也取决于所涉及的专业人员、他的助手以及接待人员的学识、经验和态度。家长或者其他养护者应当尽可能完整地加以解释，提示与这名孤独症患者接近的方法。大多数专业人员都有兴趣也愿意进行帮助。要是一位家长不幸遇到了少数缺乏耐心、不友好的专业人员中的一位，我会建议，他们在事后应当给适当的人写一封信，以明确的措辞对什么是孤独症进行解释，并且就如何可能在未来把事情处理得更好提出建议。如果随信还附去当地孤独症协会的一封信以及一些概要的信息，也许还可以邀请那位专业人员和他的合作者来参加下一次的公开会议，这样做可能更有帮助。任何一个教育机会都不应该放过。

家庭医生

尽管对孤独症障碍的一般了解已经增加，但许多家长在查明自己的孩子究竟出了什么问题方面仍然存在种种困惑。识别孤独症障碍需要知识和经验，但是，因为与许多身体疾病相比较，孤独症毕竟相对少见，大多数家庭医生仅仅见过少数几个有孤独症障碍的孩子或者成人。全科医生比较熟悉身体的症状和征兆，却不熟悉某个孩子身上的异常行为，更何况那个孩子看上去机敏、漂亮，而且身体健康。即使有经验的专业人员对 5 岁以下的儿童做诊断，也需要小心谨慎。因为大多数变化都可能在以后出现，尤其是在 5~6 岁左右。

家长在担心孩子出了某种问题的时候，家庭医生往往是他们接触的第一个人。即使大多数家庭医生并不可能是识别孤独症障碍的专家，他们也能够听取家长的陈述，重视他们关心的事情，介绍他们到在发育障碍领域具备专门知识的某个人那里就诊。他们应当避免对可能担心自己孩子发育状况的母亲说出最没有帮助的三句话，"你这个母亲担心过头了"，"孩子长大就会好了"，"这一定是你的抚养方式不当所致"。

躯体疾病与残疾的治疗

有孤独症障碍的孩子可能还伴有其他类型的身体残疾或者疾病。孩子的残疾种类越多，他们会感到应付生活越加困难。因此，十分重要的是，要确保有孤独症障碍的孩子尽可能地保持身体健康，而且必须给予需要的治疗。对任何疾病做出诊断都可能有困难，因为孩子不会抱怨，不会描述他们的症状。较好的办法是从了解孩子的父母那里获取信息，他们比任何一个人都能够提供关于什么地方出了问题的最佳线索。

常规的身体保健，如疫苗接种和身体疾病治疗，都可能成为问题，因为许多这样的孩子都强烈抵制别人的干扰。他们不喜欢生活常规的变化，不喜欢被别人触摸，而且会由于不熟悉的气味、景象和声音而情绪失常。可是，令人惊讶的是，一些有孤独症障碍的孩子和成人实际上喜欢得到医学方面的关注。一些人对疼痛漠不关心，却竟然对医疗过程的技术细节入迷，另外一些似乎喜欢自己成为如此众多的关注和同情的中心，而不必去做任何事情。在为所有有残疾的儿童服务方面，要是家庭医生事先就认识那个孩子，而且在他们需要医疗保健之前就得到孩子的信任，工作效率就会更高。

要等很长时间才能看到医生，任何孩子对此都会感到紧张，尤其是对于有孤独症障碍的孩子，他们不理解到一个陌生的地方等待如此之久的原因。要是孩子出现干扰行为，这对于家长和其他病人都会造成麻烦。懂得情况的医生应当设法安排好就诊预约，在情况允许时避免这些问题。

儿科医生与精神科医生

诊断与医学研究

在本书第一版中，曾经含蓄地假设，孤独症障碍的诊断总是由医生来做出的。现在许多心理学家已经把孤独症障碍作为他们的专门领域，而且已经发展了诊断方法方面的专长。可是，具有医学专业资格的人员，尤其是儿科医生和儿童精神科医生，从数量上说仍然是最有可能被要求对发育障碍做出诊断的人。人们需要他们的知识来进行医学方面的调查研究，并且识别出任何其他相联系的身体疾患。

过去 30 年间的另外一个问题是，始终否认精神疾患和精神残疾，反对"贴标签"的思想学派的影响。那些坚持这种观点的人们认为，给予某种疾病一种名称，只是一种自我实现的预言，会对有关人士造成危害。在现实生活中，尽早地得到一个精确而详尽的诊断，对于家长来说，是跨出的关键一步。它使家长能够获得信息和帮助，有权进入各种服务机构，从会见处境相同的其他家长那里获得支持。虽然知道自己的孩子有严重的发育障碍是一件十分痛苦的事情，但是大多数家长还是感到松了一口气：孩子谜一样的行为终于有了解释，还有可能会跟随一个行动计划。关于反对贴标签的理论，有一位家长指出，具有怪异行为的孩子是不可能避免某类标签的，她宁愿自己的孩子被正确地诊断为有孤独症，而不愿意被贴上"那个行为讨厌、被惯坏了的孩子"这样的标签。

全面诊断评价需要详尽地记录孩子的发育史；进行心理评估、行为观察；对任何附加医学疾病或者精神疾病以及各种残疾的检查，包括听觉和视觉的障碍等；还要进行调查研究，设法去确定先天性的病因。关于最后一项，存在着一些不同的观点。例如，在瑞典，要对所有到诊所就诊的发育障碍儿童进行全面的病情检查，包括验血及脑脊液检验。这些检查是为了确保不漏掉任何一种相关的疾患，能够为家长提供全面的信息，这对研究工作非常宝贵。在英国，检查项目没有那么详尽，除非有明确的临床指示要进行某些特定的检验。这是因为详尽的调查研究很少能够显示出与治疗有关的种种异常情况，这样的检查会让孩子感到痛苦，而且费用昂贵。

与家长一起讨论

许多家长在得到孤独症谱系障碍诊断之前，已经考虑到了这种可能性——一些人已经自行做出了诊断，他们只是希望能够得到证实而已。在这种情况下，他们希望能够以一种敏感但又坦率、诚实的方式给他们提供事实。即使他们不会因为这种诊断而感到惊讶，但是他们可能过高估计自己孩子的能力水平，所以在讨论过程中需要同情和理解。在成年时能够独立生活的长期预后，包括结婚和生育孩子等，是家长非常关心的另一个领域。在孩子幼小的时候，并非每一个人都想知道所有这一切，因此处理这些情感问题的最好办法是回答家长们就此提出的问题。需要足够的时间把医学方面以及心理学方面的详细结果反馈给家长，并回答他们的所有问题。理想的情况是，就诊断的涵义进行交谈的机会应该不止一次，但是在临床的情况下，很少能够提供这种机会。

随着早期发现方法的研究进展，在未来，很有可能早在家长开始关切之前，就能够怀疑到幼儿身上所呈现出的孤独症障碍。有时候这种情况在儿科医生的实践中已经发生过。正是在这种情况下，需要最为温和、最为敏感的方法，以量体裁衣的方式来适应特定家庭的需求。更难处理的情况是，家长知道自己的孩子在发育方面存在问题，但是拒绝接受孤独症障碍这个诊断。对这些问题没有现成的答案。在每一种情况下都必须以看上去最佳的方式加以处理——在某些情况下，根本不存在任何好的解决办法。

对于专业人员来说，不得不去告诉家长他们有一个存在严重发育障碍的孩子，而且将影响到未来，这是一项艰巨的任务。在这种情况下，专业人员不仅必须应对家长的情感，也必须处理自己的情感。成功地处理好这种情况需要他们的全部技能、经验以及人类的同情心。

精神紊乱的治疗

治疗成年精神疾患或者学习障碍的精神科医生可能被请来为患有与孤独症障碍相联系的精神疾患的成人进行治疗。精神病医生在识别孤独症障碍过程中所要经历的问题，无论是否由于精神疾患而变得复杂起来，都已经在第六章中讨论过。

药物处方

药物可能用来解决睡眠问题，平静扰乱行为或者高度焦虑的情绪，治疗自伤行为、癫痫发作，或者治疗使孤独症复杂化的精神疾患。有孤独症障碍的人所使用的药物可能产生的问题及其局限性，已经在第十章中谈到。

牙科医生

对于有孤独症障碍的孩子来说，清洁牙齿是一个大问题。孩子们可能不会或者不愿意清洁牙齿，因而在家长设法为他们清洁牙齿的时候会进行抵制。他们可能只食用柔软的食物或者一些甜食，他们可能要求饮用大量对牙齿不利的饮料。齿龈疾病、龋齿、牙疼，甚至牙齿脓肿都可能发生，而孩子并没有显示出任何不舒服的征兆。有时候，孩子的行为是由于疼痛而烦躁不安，但是他们没有能力指出疼痛的位置。

定期进行牙科护理是必不可少的，但是，要是孩子拒绝合作的话，可能很难安排。有许多牙科医生有着专门的经验，因为他们曾经在学校的牙科服务中心、医院或者社区医院跟残疾人打过交道。他们逐渐形成了一些卓有成效的技巧，来赢得哪怕是有重度孤独症障碍的儿童的信任和合作。往往在给予任何治疗之前，先要花费很长一段时间，但是为了了解那个孩子所花费的时间是完全值得的。一些孩子在经过一段时间的强烈抵制之后，变得喜欢去看牙科医生，这是有孤独症障碍的儿童所呈现出的许多种自相矛盾的表现中的又一种现象。

临床心理学家

评估

前面已经谈到，一些心理学家参与对孤独症谱系障碍的诊断。他们在诊断过程中发挥的另一个作用，是对患者的各种能力模式以及各种障碍模式进行评估。在这个过程上可以应用许多种类的标准化心理测试，并对孩子在结构化情景下以及在非结构化情景下的行为做出观察。把以这种方式获得的信息，跟详尽的发育史、不同情景下的行为表现以及医学方面的检查结果综合到一起，就能够做出完整而准确的诊断表述。这对于帮助家长了解自己的孩子，并作为教育计划的基础，是非常宝贵的。

行为管理

心理学家通过对环境的组织，研发出了行为管理的方法，因而在帮助有孤独症障碍的儿童和成人方面做出了重大的贡献。经过多年来在本领域的研究，人们已经学到了很多知识。原先的一些概念不得不进行修正，或者丢弃，但是，用环境的、行为的方法来处理行为问题，仍然是目前能够得到的最为有效的一种方法。

咨询

一些心理学家从事个人或者家庭的咨询服务，这将在后面进行讨论。

社会工作者

社会工作者包括由法定的社会服务机构雇佣的，或者是志愿服务的，或者是其他团体派遣的，或者是私人从业的人员。他们发挥着两种作用。一是帮助各个家庭获取他们需要并且有权利享有的各种各样的服务和福利；二是为个人和全家提供咨询。近年来法定社会服务机构组织法方面的变化，加上对这些服务机构的预算的限制，已经大大减少了个人和家庭咨询工作能够获得的时间。被其他代理机构雇佣的社会工作者，以及私人从业人员仍然在提供这类帮助，但是那些在孤独症障碍方面有经验的社会工作者已经非常稀少了。

社会工作者在社会服务机构中的作用之一，是为各个家庭在跟教育、保健以及其他法定的、志愿的和私人的团体打交道的时候提供支持，他们应当去协调这些代理机构的工作。这是非常耗时、有时又是令人灰心丧气的工作，但这些却是他们的工作中极为重要的方面。

教育心理学家

研究工作和实际经验已经证明，正确的教育对于充分发展有孤独症障碍儿童的潜在能力起着至关重要的作用。教育心理学家在学校工作人员的要求下，参与对学校里学习障碍儿童进行的评估。他们的作用还包括向教师提出建议，为这些儿童提供特殊教育计划。他们跟其他专业人员一起，参与某个孩子是否需要正式填报"特殊教育需要认定表"（Statement of Educational Needs）的决策过程。如果需要填报"认定表"，他们还要参与提供各种恰当报告的过程。为了某个孩子能够得到特殊教育方面的帮助，必须正式识别对他们的各种需要。对各种需要进行评估，以及填报正式的"特殊教育需要认定表"的过程，将在第十八章中概要叙述。

教师

教师的任务是在教室里实现所有的建议。他们还必须跟家长和有关专业人员密切合作。他们需要经过培训，需要积累经验，需要同情和理解那些孩子们。寄宿设施中的护理人员和教师跟家长一起，承担着为有孤独症障碍人士服务工作中最费力劳神的角色。在主流学校里，一名或者更多的教师承担着"特殊教育需要"（Special Educational Needs，SEN）协调员的角色。

言语语言治疗师

在孤独症障碍中，各种语言极为普遍，但是影响到语言在沟通中使用方式的，是各种基础性障碍，而不仅仅是语言的结构。对促进社会交往与沟通技能，包括各种沟通方法的理解和运用，感兴趣的治疗师做出了宝贵的贡献。他们可能是怀疑某个有语言方面问题的孩子有孤独症障碍的第一人，因而有助于做出诊断性评估。在学校里，他们可以直接为这些孩子服务，也可以在促进那些孩子的社会交往与沟通技能方面对老师和家长进行指导。

帮助最大的语言治疗师，是那些关心孩子的整体行为模式，而不仅仅关心语言的人。如果语言治疗的观点过分狭窄，忽视了孩子的其他行为方面，可能会导致语言问题孤立存在的假设，从而否定了任何潜在的孤独症障碍。

其他治疗师

其他各种各样的治疗师都有可能参与到为有孤独症障碍人士制订的计划中来。由于他们的作用交叉重叠，所以把他们都列在这个标题下。

物理疗法和体育锻炼计划可能对普遍存在的动作协调方面的各种问题，尤其是在组织跟其他人有关的运动方面有所帮助。

作业治疗师（occupational therapist）的各项技能在设计和教授各种建

设性活动方面非常宝贵。他们也可能参与一系列的体育活动。

一些音乐治疗师非常有兴趣为有孤独症障碍的儿童和成人服务，因为这些患者对音乐的反应要好于对语言的反应。

芳香疗法（aromatherapy）鼓励情绪放松的按摩和技巧。许多各种年龄段的有孤独症障碍的人士都非常喜爱舞蹈和戏剧等，这些可能有助于减轻紧张情绪，减少扰乱行为。一些具有相关技能的人们认为值得为有孤独症障碍的人士服务。

非常需要能够吸引孩子和成人的从事体育教学以及有其他各种各样体育爱好的教师和教练，包括骑马、游泳等项目，因为这些活动能够起到积极的作用。

这些受过专门训练的专业人员，作为涉及孤独症障碍人士的团队的成员，做出了宝贵的贡献。要是任何一个学科的工作人员认为，他们独自就能够进行帮助，甚至能够治疗这些疾病，就会产生各种困难。有时候会出现另外一种错误概念，认为该治疗师正在进行治疗的特定障碍，就是产生整个临床表现的原因。以前提到过一个例子："语义－语用方面的语言障碍"曾经作为一个诊断类别，阻碍过对口语流利、能力较高的孩子身上存在孤独症障碍的识别（参见第六章）。另外一个例子是有种理论认为，缺乏对不同种类的感觉输入的整合能力，是孤独症行为的基础，或者乃至成为一种单独的诊断类别。这些观念的出现是因为有关人员没有把整个发育史和临床表现都考虑进去。

各类顾问

原先受过心理学、精神病学、社会工作或者其他专业方面训练的人员都可能为有孤独症障碍的人士或者为他们的家长及家族提供咨询服务，或者二者兼而有之。

有时候，那些取得了长足进步，以及有能力进行交谈且口语相当流利的有孤独症障碍的青少年和成人，在觉察到自己跟同龄人不同的时候，会变得非常不高兴。这样的人可能从了解他们的障碍本质的心理学家或者其他专业工作者那里获得明智、敏感的咨询服务，从而获益匪浅。有孤独症障碍的人士可能会因为失去了他们热爱和依赖的某个人，或者遇到了生活中的重大危机事件而变得沮丧消沉。在这些时刻，他们可能需要得到一位有经验的顾问的帮助。一些能力很高，正在试图独立生活的人们要依赖来自他们所喜欢和信任的某个顾问的实用建议和情感方面的支持。

对家长来说，在没有任何其他选择的情况下，除了得到自己家人的支持以外，能够得到支持的主要渠道来自处境一样的其他家长。一些家庭发现自己能够相当轻松地接受一个残疾孩子，而且随着时间的推移，能够适应这种不幸。其他一些家庭则由于各种各样的个人原因，不那么达观。许多这样的家庭会得到富有经验的专业人员的咨询服务，他们理解养育一个发育障碍孩子会遇到什么样的困难。这样的咨询服务可能有助于家长减少因孩子残疾而自责的倾向，并把家长的精力释放出来，去从事各种更具建设性的活动。在孩子刚刚得到孤独症障碍诊断的时候；在孩子接近上学年龄以及开始上学的时候；孩子到了青春期的时候；孩子要离开学校的时候以及要进入长期寄宿护理机构的时候。无论可能是哪一种情况，都是家长特别需要得到有经验的顾问的支持的时刻。

实用的咨询服务依据的是对孤独症障碍本质的了解以及可靠的常识，它不同于基于人类心灵（human psyche）的理论概念的心理治疗和精神分析。后两种方法一直被试图应用于有孤独症障碍的孩子和成人身上，但是没有任何证据能够证明，它们能够有效治疗甚至减少孩子们的孤独症障碍。心理治疗方法由于需要以复杂语言的发展以及内省和理解符号概念的能力为先决条件，对于有孤独症障碍的人来说尤其是不恰当的。治疗师给出的解释可能令有孤独症障碍的人士感到困惑；有孤独症障碍的人士会在最不适当的场合说出治疗师所灌输的一些怪异的想法。游戏疗法在发展有障碍的孩子的想象力方面也同样没有意义。

有些专业工作者所持有的观点，暗示孩子的孤独症是由家长引起的，他们可能会建议这些家长：应当去接受心理治疗或者精神分析，以便间接地帮助那个孩子。在实践中，不存在任何证据可以证明这些方法是有用的。这样做只会加剧家长的自责，确实贻害无穷。

日托中心的工作人员

在日托中心工作的人员，他们过去的经历和受过的培训各种各样。一些人在某一特定技能或技巧方面是专家，诸如木工手艺或金属加工手艺等。在为有孤独症障碍的成人服务方面的专门训练往往会很有帮助，但是大多数人不得不从经验中学习。

寄宿中心的工作人员

护理工作人员来成人寄宿中心之前的工作背景有着很大的不同，包括从事过社会工作、精神病护理工作以及教学工作等。许多年资较短的工作人员未经训练就开始工作。一般的寄宿护理工作的课程和资格培训是能够获得的，但是在过去几乎很少强调有孤独症障碍的成人的种种需要。现在，已经出版了一本训练工作手册，叫做《聚焦孤独症》（*Autism Focus*），是由汤姆·麦克南（Tom McKernan）和约翰·莫特洛克（John Mortlock）编写的。

"有效治疗方法" 的鼓吹者

任何会引起长期障碍并且没有有效治疗方法的疾病，都会成为宣称是有效治疗方法的关注中心。孤独症障碍也毫不例外。所谓的可以治愈的方法包括药物治疗、饮食疗法、心理疗法、行为疗法，以及一些只能称之为神秘的或者不可思议的方法。一些方法来了又走，只是以另外一个名称，或者另外一种形式回来。必须强调的是，各种教育方法已经在实践中证明是很有用的，但是并不能治愈孩子们的孤独症障碍，这些方法只是促进任何潜在技能的发展。可以拿有视觉或听觉方面障碍儿童的教育来打一个非常接近的比方。教育能够教会他们种种技能，但是却不能治愈他们生理方面的残疾。

在对任何一种声称可以治愈的疗法做出评价时要注意三个方面的问题。第一，几乎所有的方法，除了最为怪异的以外，往往都多少有一点道理。例如，在孩子大发脾气的时候拥抱他是会有帮助的，因为抱着孩子能够使孩子习惯于被拥抱，但这并不意味着那些基本障碍被治愈了；引导孩子的肢体进行实用技能的教学，是一种有用的方法，但并不能证明所宣称的那样，真正做到"促进了沟通"。"听觉统合疗法"（auditory integration therapy）可以降低对声音的过度敏感，但是没有任何客观的证据证明，它还可能起到别的作用。第二，有孤独症障碍的儿童或多或少都会经历行为难以处理的阶段，而且会突然一下子发展出了种种技能。要是孩子正处于顺利的阶段，或者一项新技能的习得刚好与某一种新的"治疗方法"偶然巧合，孩子的进展就可能被归功于它了。第三，成年生活时期的结局，与其天生的能力水平有着密不可分的联系。能力很高的那些人，只要受到恰当的教育，不管他们接受过何种"治疗"，都会有很好的进展。选择能力很高的儿童，对他们进行特殊治疗的治疗师注定会取得明显的成功。

适当的评价需要由客观的观察者经过仔细、有组织和受控制的检验才能够得出，这些观察者不得以任何方式参与那种治疗方法的鼓吹。必须要有充分的衡量方法，去对要进行评估的方法本身所能够引起的任何变化，以及任何以后的结果的追踪研究进行衡量。经过恰当检验的少数几种方法，都已经被证明并不具备所宣称的功效。

当然，家长有权利去试用任何一种没有潜在危险而且道德上能够接受的治疗。可是，他们应当谨防自己的负疚和绝望的感情，以及要抓住任何一根稻草的强烈愿望被人利用。英国孤独症协会出版了一本小册子①，对有关目前已有的各种各样的"治疗方法"提供了客观的信息，但是并不鼓吹其中的任何一种。

---

①原注：*Approaches to Autism*（2001）。

第十八章　为儿童和成人
提供的服务

　　过去，大多数针对残疾人的服务都是由英国国民医疗服务机构（National Health Service）以及地方当局的社会服务机构和教育部门等直接提供。多年来的情况已经发生了重大的变化，现在志愿团体和私人代理机构向作为购买者的法定当局提供许多直接的服务项目，并不断继续发展。这里只可能简要说明一些目前能够提供的服务，目的在于帮助家长了解，应该到什么地方为自己的孩子寻找所需要的帮助。

诊断与评估

　　做孤独症障碍的诊断，最早可能是由家长或者跟那个孩子有接触的专业人员的怀疑而引起的，如巡回保健医生、教师、言语治疗师等。若遇到儿童期从来没有做过诊断的成人，成人精神病医生、社会工作者或者寄宿护理中心的工作人员等可能是第一个怀疑那个成人有孤独症的人。对孩子们来说，在家庭医生做出诊断后，首先应转介去确诊的地方，通常是当地的儿科或者儿童精神科服务机构。家长可通过当地的各种资源来获得他们需要的所有信息和帮助。要是没能获得，他们有权利要求由另一位专家提出的第二意见（second opinion）。

　　最近在英国有少量专门为有社会交往障碍和沟通障碍的儿童以及青少年做诊断和评估的中心，其中有一个是英国孤独症协会举办的服务机构。这个中心不仅接受儿童，也接受成人前来就诊，还为专业人员举办各种培训课程。人们希望，这些中心将会促使未来的专门诊断中心的建立，并能成为一个诊断网络的组成部分，为大家提供有关诊断方法概念的进展情况。

身体疾病的医疗服务

就各种身体疾病而言，有孤独症障碍的儿童和成人都有权享有英国国民医疗服务机构（NHS）以及私人医疗服务机构的服务，这是普通人都能够享受的服务，但需要通过家庭医生的转介。没有任何专门为有孤独症障碍的人士服务的医疗机构。

精神科服务

有孤独症障碍的人士可能还合并有其他各种精神病。在英国没有专门为他们服务的医疗机构，这些疾病可以在门诊或住院治疗，由成人精神病院的精神科医生或为有学习障碍的人士服务的精神科医生接诊。一般说来，这些在有学习障碍的成人服务机构内的工作人员对孤独症障碍有着更多的经验和了解。

被急诊收入国民医疗服务机构以及私人医院的成人精神病病房，或者被收入具有扰乱行为的学习障碍患者的病房，对于有孤独症障碍的个人来说，这一经历可能会造成精神创伤。其他住院病人的疾病各不相同意味着各种事件的发生是不可预料的，有时候甚至是一片混乱的，对有孤独症障碍的个人来说，这可能是最糟糕的环境。如果一切条件都可能的话，最佳的解决办法是在患者自己熟悉的环境中，由一位熟悉孤独症障碍的精神科医生进行治疗，必要的时候再给予药物治疗。有时候，入院治疗是必不可少的。要是精神病机构的所有工作人员至少能够在孤独症的本质以及患者的需要方面接受过某些训练，就会有助于减少各种问题，因为所有工作人员在他们的职业生涯中的某个时间都可能会不得不跟有孤独症障碍的人士打交道。

如果未能被识别出来进行诊断，一些有孤独症障碍的成人会由于缺乏对各种社会规则的了解而犯下严重罪行，因而被投入监狱。另外一些则被置于专门的医院或者地区治安部门内。1994 年英国孤独症协会与特殊医院管理局（Special Hospitals Authority）合作举办了一次会议，来提高特殊医院工作人员对此的认识。特殊医院管理局是负责精神障碍罪犯治安保障的政府机构。英国孤独症协会已经开办了一家需要安保措施来安置成年孤独症障碍患者的单位，正在与该领域有关当局进行密切的合作。这是一项开创性的事业，可能会促使更多此类单位的出现。

牙科服务

没有专门为有孤独症障碍的儿童或成人服务的牙科医疗机构。牙病可以在人人都能享有的私人或者国民医疗服务体系中的牙科诊所得到治疗。许多医疗卫生当局提供学校牙科医疗服务流动车，到各个学校，包括到有孤独症障碍学生上学的学校去巡回诊疗。在家长有要求时，一些流动车可以给予治疗，而另一些仅仅做牙科检查。

正如第十七章所提到的，有一些牙科医生在为有学习障碍的儿童和成人，包括有孤独症障碍的儿童和成人提供治疗方面有着特殊的兴趣。一些牙科医生有特殊的经验，因为他们为照料患有孤独症障碍的儿童或成人的学校、寄宿中心或者医院等提供服务。家长可以通过询问其他家长、当地孤独症协会以及相关的当地服务机构，如为有学习障碍的人服务的机构，找到本地区具有特殊经验的牙科医生。

临床心理学

临床心理学家受国民医疗服务体系的雇用，为有精神疾患或者学习障碍的儿童或成人服务。一些心理学家私人开业，可能集中一段时间在收容有孤独症障碍的人的学校、寄宿中心或日托中心服务。

各种社会服务

在英格兰和威尔士的个人社会服务机构是由地方当局的社会服务部门管理的，这些机构的职责范围很广。这里能够介绍的，只是一些可能与有孤独症障碍的人士及其家庭有关的职能。家长应该直接去询问，弄清楚是否能够获得某一特定问题方面的帮助，即使是在以下的简要叙述中没有提到的问题。

家长应当在需要得到帮助之前，就把家里有一个残疾孩子的信息告诉给当地的社会服务机构，这是很有用的。因为那些开办服务机构的人们喜欢能够预见到未来的需求。社会工作者能够就残障人士及其养护者有权享受的复杂的财务福利体系提出建议，并帮助各个家庭获得这些福利待遇。地方当局的社会服务机构还负责为成人开办一系列日托中心和寄宿中心；提供在喘息驿站的看护；提供在看护机构里的实际帮助；提供在看护机构里使用的各种各样的设备，需要的时候还要改建看护机构的结构；运送他们到专门设施那里，去从事各种休闲活动、度假等；他们不仅要参与孩子的护理和保护，还要提供一日三餐。社会服务机构还应当提供各类志愿团体的相关信息，以便家长从中获取帮助。

社会服务机构有着法定的职责去做出安排，在有障碍的人士接近由学校向成年生活过渡的时候，要对他们的需要进行评估。为此，有孤独症障碍孩子的家庭，在还没有任何社会工作者参与的情况下，应当在孩子尚在学校的时候，就去接触当地的社会服务机构，这是非常重要的。实际上对需求的评估是由一名当地社会服务机构雇用的社会工作者进行的，或者社会服务机构可能委托来自另一家机构的社会工作者进行评估。为此，英国孤独症协会提供专门的评估服务。

现在各个社会福利部门负责资助大多数类型的寄宿中心、日托中心、喘息驿站，无论这些单位是由福利部门开办的，还是由某个其他机构开办的。这方面的经费限制也很严格——这也是家长应该早在孩子需要成年安置之前，就选择一个好时机与社会福利部门取得联系的理由。

为家长提供实用的建议

家长可能会从图书、文章中学会跟有孤独症障碍的孩子一起生活并对他们进行帮助的一些普遍原则，但是他们还需要得到有关如何把这些概念应用到自己孩子身上的具体建议。要是有一位富有经验的顾问定期到那个孩子家里进行家访，根据孩子在日常环境中的行为表现以及那个家庭能够获得的资源提出建议，这样的效果最好。

在20世纪70年代，精神病研究所的一批工作人员提出一项此类计划，帮助家长提高自己的管理策略，以灵活的方式运用行为管理的方法。这项计划开始时是一项科研项目，但是现在仍在国民医疗服务体系范围内作为一种临床服务继续进行。它所提供的帮助得到了接受过这种帮助的家长的高度评价。但是在英国只有极少数地区在仿效这一计划，尽管一些个别对孤独症障碍有兴趣的心理学家确实在对家长们提出建议。

社会服务机构的许多工作人员都愿意为各个家庭服务，向他们提供情感方面的支持和具体的帮助，但是他们承担的事项太多，因而难以做到，或者不可能做到。在某些地区，在为有学习障碍的人士服务的机构中的一些心理学家和其他的专业人员也进行家访，并会对家长提出建议。但是能够为这种高强度工作提供的资源有限，也没有充足的时间来提供非常有效的帮助。

地方孤独症协会给家长提供了互相会见和交换想法的机会。他们能够安排会议，邀请有解决实际问题经验的人来演讲。这些正式和非正式的家长团体会议，是最宝贵的支持和帮助的来源之一。一些地方协会雇请拓展服务（outreach）的工作人员来帮助各个家庭获得信息和建议。

对于在上学的孩子们，家长和教师互相交换信息和建议，并就孩子的日常计划进行合作，组织定期的沟通，这样的努力是非常值得的。

全国和地方孤独症协会组织的各种各样为家长提供支持的课程和会议，将在本章的后面进行描述。

学前机构

有孤独症障碍的幼儿能够从进入某类学前机构中受益。许多幼儿游戏组或者幼儿园愿意接受残疾儿童。即使在通常情况下，有孤独症障碍的孩子也不会自愿地跟其他孩子混合在一起，但是他们会逐渐习惯于跟同龄的孩子接近。起初，他们可能会因为被安排在一个小组而感到苦恼，或者会对接近自己的孩子做出攻击性反应。这种情况通常是能够克服的，只要一开始允许他们自己单独待在那里，远离其他的孩子，只是跟工作人员建立起关系。接下来他们可能在他们所信赖的成人的引导下，去密切接触其他的孩子。在学前阶段，跟没有残疾的孩子混合在一起，往往是可行的。因为不存在任何压力会迫使那个孩子去从事超越其能力的任务，而且非常幼小的儿童还没有培养起强烈的集体感情，在年纪稍大的时候，这种感情可能导致他们排斥与自己不同的孩子。

在一些地区，有一些特殊的学前机构会对各类发育迟滞的儿童，或者尤其是对语言发展迟滞的儿童进行观察和评估。是选择到专门的机构去，还是去普通的幼儿游戏组或者上幼儿园，必须根据孩子个人的情况以及他们的特殊需要来做出决定。少数招收有孤独症障碍的儿童的学校也有学前儿童的保育班。

教育服务

各种类型的学校，无论是特殊学校和主流学校，无论是国立的、非官办的还是私立学校，都招收有孤独症障碍的儿童。继续教育学院（Fur-

ther Education Colleges）也会在特殊需要课程或者主流课程方面照顾一些
有孤独症障碍的儿童。

　　有少量学校、单位或班级是专门从事本领域教育的，大多数是由全
国或者地方的孤独症协会举办的，有一些是地方教育当局举办的，有几
所是私人机构举办的。这些学校只能满足一小部分有孤独症障碍儿童的
需要。其他特殊学校，尤其是那些为有重度学习障碍的儿童开办的特殊
学校（SLD 学校①）吸收了大量的有孤独症障碍的儿童，而一些孩子则安
置在主流学校，有的得到特殊支持，有的则没有特殊支持。

随班就读，还是上特殊学校？

　　关于残疾儿童的教育，现在存在着意见分歧。压力来自为所有孩子
服务的主流学校的一些人，他们为了确保教育机会平等，避免隔离残疾
儿童的恶名声而置残疾的本质于不顾。毫无疑问，非常多的残疾儿童，
也许是大多数，由于在主流学校跟同龄孩子一起接受教育而得益。可是，
要把所有有特殊学习障碍的儿童和有一般学习障碍的儿童都包括进主流
学校的愿望，所依据的是理论，而不是知识，不是依据对每一个孩子真
正需要的了解。

　　至于有孤独症障碍的儿童，情况非常复杂，因为他们的能力水平和
行为模式相差悬殊。人们常常争辩说，所有儿童都需要正常的行为榜样
（normal role model），尤其是在发展社会交往技能方面。人们提出，要是
有孤独症的儿童跟同样在社会交往方面有障碍的孩子一起接受教育，他
们是不可能变得善于交际的。一些能力较高的孩子在主流学校学习得不
错，尤其是在一些小型的非公办的或者私立的学校中，这些学校招收有
学业能力又有特殊需要的孩子。

　　可是绝大多数有孤独症障碍的儿童由于自身障碍的本质所决定，不
会通过模仿同龄儿童而学到东西。要是有经验丰富的成人，以恰当的教
学方法来专门教他们社会交往技能的话，他们会靠死记硬背来学习。除

---

①译注：SLD 学校是 "Schools for children with severe learning difficulties" 的简称。

了学业能力良好的孩子以外，那些孩子学习学校课业的步伐和方法与其他儿童的步伐和方法有着显著的不同，这就使教师难以应对如此不同的需求。这一观点在丽塔·乔丹（Rita Jordan）和斯图尔特·鲍威尔（Stuart Powell）合著的《对孤独症儿童的了解与教学》① 一书中进行了详尽的讨论。要是孤独症孩子配有一个非教学的助手，也许会有助于他们成功地跟其他孩子融合在一起。但是，如果那个孩子在课堂上或者游戏时间都不能参加到任何课业中来，只是在从事自己的那些特殊活动的话，这样似乎就没有任何理由仅仅因为一种理念而让孩子继续在主流学校接受教育。

　　另一个重大问题是其他孩子的态度。这一点在第十四章中已经提到过，在本章中再次重复不仅重要而且有价值。尽管幼小的孩子通常会接受跟他们行为表现不同的孩子，但是年岁大一些的孩子和青少年往往会对跟他们不同的孩子施加巨大的压力，以迫使他们遵守集体的规范，且不能容忍那些不适应规范的人。要是某个孩子与众不同，在没有成人监护的情况下，就会受到取笑和欺凌。这种迫害常常会发生在游戏场上、上学前或者放学后等教职员工观察不到的时候。而那个患病的孩子，由于沟通方面的障碍，也许永远也不会告诉家长和老师，而只是默默忍受。要是孩子从来没有得到过诊断，教师可能会因为他们态度倔强、对权威人士缺少尊敬而感到恼火，因而可能对他们不予同情，反而指责他们在课堂上的扰乱行为。一些孩子在主流学校里极度不愉快。一些孩子挺过来了，而另一些孩子在青春期得了反应性抑郁症或者其他精神障碍。在我的临床经历中，一些成人总是随时回忆起上学时那段悲惨的日子，极少数孩子还曾经设法以不恰当的方式进行报复。

　　最合理的途径是承认需要各种类型的学校，而且在决定安置之前，必须对个别孩子的需要进行评估。必须对孩子在学校里的进展情况和情感调整等进行监控，必要时做出变更。有一些能力较高的有孤独症障碍的儿童在主流学校中能够坚持，尽管有种种困难，他们下定决心，认为

①译注：原书名为 *Understanding and Teaching Children with Autism*，1995 年由 Wiley 出版社出版。

这就是他们想要接受的那种类型的教育。对这样的孩子应当给予一切帮助，并鼓励他们待在自己所选择的学校里。对那些应付不了的，尤其是在他们很不愉快的情况下，应当在特殊学校或者主流学校内部的特殊单位中安置他们。这样的安置不应当是一劳永逸的。有孤独症的儿童必须个别对待，因为他们在教育方面的需求各不相同。而且随着年龄的增长，他们的需求也可能发生变化。因此，在某个年龄段做出的上什么学校的决定，以后仍可能不得不做出改变。了解这一点，同样非常重要。

如果主流学校与特殊学校或者特殊服务机构合作，使在后者中受教育的孩子可以在一些特定的时间里跟主流学校的孩子们一起活动，这种做法效果会很好。他们也许最终会达到完全的融合，但是如果这样做不符合孩子的最大利益的话，就不应当强迫。要是主流学校与一所特殊学校或者特殊服务机构之间有一种合作关系，主流学校的孩子们就能够在特殊学校或者特殊服务机构花上一些时间去加深他们对残疾的理解，并且帮助有特殊需要的孩子。

特殊学校

当前强迫对任何一种类型的残疾孩子实施融合教育的结果，造成了大多数特殊学校关闭。这一运动是基于"政治上正确"的理念。虽然有许多孩子获益了，但并没有使所有孩子都从中得到益处。某些有孤独症障碍的儿童尤其可能在主流学校遭遇种种问题。

现在在一些地区仍然还存在着一些为有情感方面和扰乱行为问题的儿童开办的学校（EBD 学校①），以及为重度学习障碍的儿童开办的学校（SLD 学校）。EBD 学校是最不可能适合有孤独症障碍的儿童的学校。当然有一些例外，那里的教职员工有能力为这些孩子提供特殊的需要。但是在大多数这样的学校里，其他孩子的利益跟有孤独症障碍的孩子的利益存在着显著的冲突。能力较高的孩子还可能会以一种天真的方式，从

---

①译注："EBD 学校"是"Schools for children with emotional and behavioural disturbance"的简称。

同班同学那里学到违法的态度和违法的活动。在一些此类学校中，被欺凌也是一个问题。

在 SLD 学校的学生中间，有孤独症障碍的学生所占比例要大于其他学校。这种类型的安置对于兼有学习障碍的一些儿童是恰当的，尤其是在学校的一些教职员工有兴趣对有孤独症障碍的儿童进行教学，并接受过培训，而且学校的计划足够结构化且得到合理安排的情况下，这样的安置更为恰当。

一些孩子具有典型的孤独症行为，虽然体貌上没有残疾的迹象，但是他们却有着重度或者极重度的学习障碍。当人们建议把这样的孩子送到 SLD 学校去学习时，他们的父母往往会感到担心和困惑。许多家长宁可把孩子送到专门为有孤独症障碍的儿童举办的学校去接受教育。他们会因为在 SLD 学校学习的许多儿童有肢体残疾而更加感到苦恼。事实是，专门的学校为数甚少，而且说得委婉些，不大可能有足够的学校来满足有孤独症障碍的儿童的需要。最明智的解决办法是，让所有 SLD 学校以及其他可能接收有孤独症障碍的儿童的学校里的一些教职员工，去接受对这些儿童进行教学的方法方面的训练。还需要更多的远程教学课程，类似伯明翰大学教育学院（University of Birmingham School of Education）所创办的那种。各所学校开展对有孤独症障碍的儿童组织教学的不同方法的实验，看一看班级内部的特殊单元、特殊小组，或者其他某个系统是否发挥了最佳的作用，这样做大有助益。必须小心谨慎，以确保并没有剥夺其他特殊需要儿童的资源。理想的做法是，在有各种发育障碍的儿童中间发现的所有不同的特定障碍都能够得到分析，并在他们的教育计划中得到恰当的说明。懂得对有孤独症障碍的儿童进行教学的基本教学原则的教师，会更有利于把他们的知识应用于其他残疾儿童身上。在没有任何一所学校对孤独症障碍特别感兴趣的地区，家长要是能够团结一心去施加压力，可能会有效地引起变革。

确已存在的为数极少的专门对有孤独症障碍的儿童进行教育的学校，是研发种种教学方法的开拓者。他们最适合那些虽然具有种种潜在技能，却往往由于行为问题而没有能力应对在其他类型学校中生活的孩子。功能最高的孩子们，包括具有阿斯伯格综合征行为模式的儿童，他们在主流学校里不开心，没有进步，会呈现出一种特殊的问题。需要教会他们一些适合其他有孤独症障碍儿童的方法，但是他们在学校的课业方面程度太高，不适合去上大多数的特殊学校。现在已经有一个私人团体为这类孩子建立起一所学校，人们希望其他的地方也能够仿效。

坎珀希尔运动①以鲁道夫·斯坦纳②的思想为基础，在英国为有特殊需要的各个年龄段的孩子开办了一些全日制的以及寄宿制的学校。这些学校接收有孤独症障碍和其他残疾的儿童。还有一些为青少年服务的中心。和缓而有组织的生活制度非常适合这类儿童。他们喜欢标志着一天过去的简单仪式的场合，一些孩子能够熟练地完成教给他们的实用任务，诸如编织、园艺、烘焙、木工等。并非所有儿童都适合集体生活的追求，但是有能力这样生活的孩子会从这种生活方式中受益。

上寄宿学校

仍然有一些寄宿学校，包括专门为有孤独症障碍的儿童开设的寄宿学校，但是只要有可能，地方教育当局宁愿把孩子们安置到全日制学校中。一般说来，有孤独症障碍的幼儿的家长也愿意白天上学，虽然他们也许不得不去面对进退两难的问题，是把孩子送到教育计划不太合适的当地学校，还是送到教育计划比较恰当但孩子必须去搭伙、住宿的学校。

---

①译注：坎珀希尔运动（Camphill Movement）是 1940 年由德国卡尔·柯尼希（Karl Koenig）博士在鲁道夫·斯坦纳的哲学、教育和社会原则基础上创立的普通人与有特殊需要的人共同生活的社区运动，后来渐渐在全球几十个国家发展起来，目前已经建立起一百多个坎珀希尔社区。这些社区都遵循华德福教育的理念和生活方式，特殊人群和来自各地的义工、工作人员在社区内共同生活学习，互相影响。

②译注：鲁道夫·斯坦纳（Rudolf Steiner, 1861—1925），奥地利哲学家、教育家，华德福（Waldorf）教育的创办者。华德福教育以人为本，注重身体和心灵整体健康和谐发展的全人教育。根据儿童不同阶段的意识发展设置课程，对儿童的身、心、灵、精神进行整体平衡教育，并结合儿童与生俱来的智慧和独特的个性本质，进行深层意识教育，协助儿童的智慧生成，最终达到具有超越物质、欲望和情感的洞察力与判断力，具有独立思考能力、实现自我、心灵自由的人。世界上第一所华德福学校创办于 1919 年，目前全球有多个国家都有独立的华德福学校幼儿园和特殊教育中心。

往往只有在特殊情况下，教育当局才会考虑寄宿安置。这些情况包括教育资源方面（例如，那个孩子需要持续 24 小时的计划，只有在寄宿学校才能够提供），或者家庭环境难以或不可能让那个孩子在家里生活（例如，在青春期存在严重的干扰行为）。

大多数寄宿学校提供每周的食宿，但是只有极少数寄宿学校为有孤独症障碍的孩子提供一年 52 周的教育计划。理想的情况是，为家庭难以应对的青少年增加这种学校的供应。有这种情况的青年，包括那些支配着全家成员的生活、把家里环境弄得一团糟，不仅家长和兄弟姐妹痛苦，自己也同样痛苦的青年，会从全年始终如一的教育计划和休闲活动中获益匪浅。

非正统的教育方法

已经有若干种非正统的教育方法的结果声称有效，包括在日本东京和美国波士顿武藏野东学园（Higashi schools）推出的日常生活疗法（Daily Life Therapy）、沃尔顿方法（Waldon approach）、洛瓦斯（Ivar Lovaas）使用的行为矫正法、费厄斯坦中介学习法（Feuerstein's Mediated Learning）、低干扰教学法（Low Intrusion Teaching）以及柔和教学法（Gentle Teaching）等。这其中没有任何一种经过独立的研究工作人员进行的评估。这些方法之间有许多地方互相重叠交叉，与正统方法有很多相似之处。虽然每一种都有一些有用的想法，但是哪一种方法也没有提供完全崭新的东西。美国北卡罗莱纳州开发的 TEACCH①，作为一种安排合理又是个别化的课程计划，尤其有价值。

英国孤独症协会举办的学校里的教职员工会学习不同的方法，旨在从每一种方法之中汲取已经被证明有效的内容，而丢弃没有价值或者可能有害的内容。孩子们对各种不同的教育方法的反应因人而异，各不相同，所以能够提供多样化的方法是恰当的。

---

①译注：TEACCH 是 Treatment and Education of Autistic and related Communication handicapped Children 的简称，即孤独症及相关沟通障碍儿童治疗与教育。

对特殊教育需要与 "认定表的发放"①

地方教育当局（LEAs）以及所有主流学校主管机构要对所有需要特殊教育的儿童负责，这是 1993 年教育法案所规定的。人们饶有兴趣地注意到，根据英国教育与就业部（Department for Education and Employment）颁布的有关这一主题的操作规程（Code of Practice），已经估算出大约 20% 的学生在上学期间的某个时段会有特殊教育需要。在每一所学校，都有一位或者一个小组的教师担当特殊教育需要（SEN）协调员的角色。

教育部已经出版了一部《特殊教育需要的识别与评估操作规程》（*Code of Practice on the Identification and Assessment of Special Educational Needs*）。这一规程建议对儿童的特殊教育需要做出分级反应，每一个后续的级别都会引入更多的专家建议和帮助。这种过程可能在任何一个级别上停止，取决于孩子的需要有多少。需要最多的孩子列入最高级别，即 "法定评估"（Statutory Assessment）级别，必须填写一份 "特殊教育需要认定表"（Statement of Special Educational Needs）。当地方教育当局认定，那个孩子需要的所有特殊帮助无法由学校范围内能够正常获得的资源来提供时，就会这样做。

地方教育当局可能会对某个孩子的需要进行评估，甚至会在孩子不到 2 岁的时候就做出评估。在 2 岁之后，可能对某个学龄前儿童做出法定的评估，如果认为有必要，就填写一份法定的特殊教育需要申请书。他们会要求家长以及跟那个孩子有关的专业人员提供需要法定评估的相关证据。

假如某个孩子被正式发文认定（"statemented"②），他们的特殊需要必须得到满足，在主流学校内部必须提供额外的帮助，或者把他们安置到一所特殊学校去。获得了这种认定表的孩子有权在主流学校或者特殊学校，或者在继续教育学院接受教育。

---

①译注："statementing" 是一个创造的新词，特指英国对儿童进行特殊教育评估认定表的发放。

②原注："a new word coined for this process"（这是为描述对特殊教育需要的评估与认定过程而创造的新词）。

这里只是对评估特殊教育需要以及"认定表发放"过程的某些方面做了一个简要的叙述。更多细节的信息可以从教育与技能部的《特殊教育需要：家长指南》（*Special Educational Needs：A Guide for Parents*）这本小册子中获得。要点如下：家长能够启动一种需要评估，可以在学龄前做这件事，也可以在孩子求学阶段的任何时间里提出。当局必须要求家长就自己孩子的需要提供信息以及他们的观点，如果家长愿意，可以提交专业人员的各种报告。家长可以带自己的孩子去做任何评估，虽然专业人员可能在某个阶段要求单独见一见那个孩子。家长在跟地方教育当局讨论的时候，可以"指名"安排一个人来帮助他们阐明自己的观点。家长可以在认定过程结束之前寄送给他们的"拟议中的认定表"中表达自己的观点。在认定表得到批准以后，家长有权就愿意送孩子去哪所学校发表意见。如果这是一所国立学校，地方当局就必须同意，但是由于某些附带的限制性条款非常模糊，结果要是地方教育当局不愿意的话，就可能不予同意。要是家长宁愿去非主流学校，或者独立的学校，地方教育当局必须对此加以考虑，但是他们没有法定的义务把某个孩子安置到这样一所学校去。假如出现地方教育当局不同意最后的认定，或者裁决那个孩子不需要认定，而家长认为需要的情况，家长有权向一个独立的机构——特殊教育需要审理委员会（Special Educational Needs Tribunal）提出申诉。

尽可能多地找出特殊教育需要的有关条款，仔细考虑如何才能够充分利用自己孩子可能得到的服务，这对于有孤独症障碍儿童的家长是十分重要的事情。对于在主流学校上学的学龄儿童，家长应当去接近特殊教育需要协调员以寻求帮助信息。对于学龄前儿童，家长应当向巡回保健医生、医生或者社会工作者进行咨询。

以上简要叙述了在写作本书时的情况。变化非常可能已经发生，因此家长需要确保他们获得的是最新的信息。

国家课程纲要

教育与就业部规定，所有特殊需要儿童都有权接受一套内容广泛、比例均衡的课程的教育，应当尽可能多的包括列在国家课程纲要（National Curriculum）中的功课。在丽塔·乔丹和斯图尔特·鲍威尔合著的《对孤独症儿童的了解与教学》一书中，对国家课程纲要与这些孩子之间的关系进行了最有见地的讨论。他们阐明了这样的观点：对于没有特殊帮助就不能掌握最基本的生活技能的许多有孤独症障碍的儿童来说，生活自理教学、实用技能和社会交往技能的教学应当作为重中之重，置于高度优先的地位。他们还提出了非常中肯的问题：对于那些具有重度社会交往和沟通障碍、行为古怪刻板的学生来说，学习历史、外语等学科是否真的很重要？作者针对为这些孩子制订课程计划的实用方法所提出的各项建议非常明智，因而很有帮助。

言语语言治疗

国民医疗服务信托基金会雇用言语语言治疗师。在基金会范围内，他们从事以社区为基础的工作，主要在儿科诊所工作；或者为有特殊需要的儿童服务，主要是有学习障碍的儿童，包括有孤独症障碍的儿童；或者在成人言语语言治疗服务机构工作。独立的特殊学校，包括为有孤独症障碍的儿童开设的那些学校，可能雇有自己的言语语言治疗师。一些言语治疗师开办私人机构。

物理治疗与作业治疗

国民医疗服务信托基金会也雇用这些治疗师。其中一些治疗师是私人从业者。

音乐疗法与其他特殊治疗

在第十七章中提到的各种各样专门的治疗方法（音乐疗法、芳香疗法、放松疗法、按摩疗法、舞蹈疗法、戏剧疗法等）都是由私人开办的治疗服务机构进行的。他们也可能在一段时间受到为残疾人士服务的机构的雇用，包括为有孤独症障碍的人士服务的机构。同样，骑马、体育等教练也是如此，他们所有人都可能帮助有孤独症障碍的人士提高各种技能，改善生活质量。

就业服务

大多数能力很高的有孤独症障碍的人士都可能在开放就业的岗位上工作。他们中有一部分凑合着在大大低于他们的学业能力和资质的岗位上就业。这种情况通常是由于社会交往技能不良，缺少高水平职业所要求的计划能力和灵活性而造成。低水平的工作也许会令家长失望，但是如果这项工作适合那个人，应该把他们能够独立看成是已经取得了成功。应当避免不赞成的态度，以免损害那个人的自尊心。

英国孤独症协会联合雇主论坛（Employer's Forum）举办了"前景计划"（Prospects scheme），为能力较高的有孤独症障碍的人士寻找工作，并雇请专门的职业指导来支持他们。各种各样的雇主正在进行合作，以便计划中的每个人都能够获得适合的工作。

很大一部分有孤独症障碍的成人，即使得到支持也没有能力在开放就业的岗位上工作，需要受到保护的职业。最普遍的安置形式是到由地方社会服务当局开办的、为有学习障碍的成人服务的日托中心去。这种安置可能不错，但是往往并没有为有孤独症障碍的人士提供特殊的需要，因而种种问题会因此产生。这些中心往往很吵闹，到处有人走来走去。几乎没有工作或者根本没有工作也许是适合的，但是对有孤独症障碍的人士来说，一天过得太缺少结构化了。在一些中心，工作人员为那些不能适应爱好交际人群的患者设法组织起一份单独的计划，这是应当加以鼓励的解决办法。

还有一些由全国或地方孤独症协会开办的日托中心。一些中心跟寄宿疗养院协同运作，但是为当地送来日托的人士留出少数位置。

适合有孤独症障碍成人的保护性工作中心以及具备各种计划的休闲活动中心为数甚少。离开学校之后，没有任何形式的工作、整天待在家里的成人的数量未知，他们也许在一遍又一遍地观看同样的录像带，或者从事其他的重复活动。最理想的情况是让他们获得更多保护性就业的机会以及从事其他的活动机会。除了所有其他的优点之外，这样做必将在某种程度上减少对寄宿养护的需求。

喘息驿站

地方社会服务机构有能力支付为有特殊需要的孩子和成人举办定期喘息驿站（respite care）所需的费用。一些慈善团体可能把钱花在这种目的上，家长自己也能够支付一些此类的安置费用，如果他们有能力支付的话。在照看工作中间稍事休息，能够减轻跟有孤独症障碍的儿童或者成人一起生活的家长和其他养护者的压力。一些地方当局、志愿团体和私人开办的疗养院都能够提供短期看护的场所。实际上，经费的限制和合适的安置场所的短缺，限制了各个家庭对这种服务的利用。

在一些地区，已经建立起一种体系，在有残疾儿童的家庭和愿意偶尔提供看护的其他家庭之间建立起联系。也许照顾半天、一个晚上、一个周末，或者照顾更长一段时间。这种办法可能非常有效，但是，由于有孤独症障碍儿童的扰乱行为和异常需要，人们很难找到有能力提供合适照看的联系家庭。

成人的寄宿护理

能力很高的有孤独症的成人会安排自己的生活；而在能力较高群体中的一些成年人能够自己生活，但是需要定期的支持，以确保日常的各种需要得到满足，帮助他们解决可能发生的问题。来自地方社会服务机构或者来自志愿团体的社会工作者可能提供这种形式的帮助。

无法独立生活的有孤独症障碍的成人，大多数都从来没有得到过诊断，在各类提供保护性食宿的地方都可能找到他们。这些机构可能是由国民医疗服务信托基金会、地方社会服务机构或者志愿者团体、私人团体开办的，尤其是一些为有学习障碍的人士开办的疗养院或者机构。这种地方有时候相当不错，只要那里的工作人员懂得孤独症障碍，而且那里的环境是井然有序的，足以适合有孤独症障碍的人的需要。要是那里结构化程度太低，在那里寄宿的人必须为自己制订太多的计划，就会产生种种问题。

在不同的地区，已经由前面提到的每一类机构建立起来的、专门为有孤独症障碍的成人服务的疗养院为数甚少。全国和地方孤独症协会在英国各地开办了专门的寄宿疗养院。首家这样的疗养院曾经接受过二十多名成人。目前，全国和地方孤独症协会正在跟住房协会（Housing Association）合作，在当地社区开发小型的疗养院。可是，有重度残疾和有扰乱行为的成人出于本身的原因仍然需要成批的小型居住单元，尤其是在他们需要自由空间，并且往往会由于其他人的接近而感到苦恼的情况下，只能待在经过精心组织的环境中。

全国和地方孤独症协会已经日益意识到有较高能力的有孤独症障碍的成人，尤其是具有阿斯伯格综合征的成人的特殊需要。各地各级协会都在发展不同种类的寄宿设施来满足不同的需要。在这些设施中间有一些小型的小组家庭（group home），或者居住者自己照顾自己的个人公寓。每一个小组家庭和个人公寓都联系着工作人员配备齐全的疗养院，来自这所疗养院的工作人员为那些生活比较独立的成人提供定期的指导。这些比较独立的人们受到保护，他们知道在任何需要的时候应该到什么地方去寻求帮助。居住者最初可能生活在工作人员配备齐全的疗养院内，如果他们有能力应付独立的生活，就可以搬出来去过更独立的生活。

除了学校以外，坎珀希尔运动已经建立起各种各样的训练机构、寄宿疗养院以及庇护性村庄，一些有学习障碍的人和有孤独症障碍的成人在这些地方安顿下来，过得很愉快。但这些地方并不适合那些不能容忍集体生活的人们，而集体生活恰恰是鲁道夫·斯坦纳的观点所鼓励的。

如何寻找与评价服务设施

尽管家长能够从英国孤独症协会的咨询服务部获取信息和建议，但是为有孤独症障碍的儿童和成人寻找适当的服务机构而做出的努力，大多数都是由家长承担的。许多地方孤独症协会也可能提供有关当地服务机构的信息。家长应当与当地的社会服务机构取得联系，虽然他们可能对本地区之外的专门为孤独症障碍提供的帮助了解得不如各级各地的孤独症协会，但他们可能会开办一些相关的服务机构，可以提供获得其他来源的帮助信息。家长应当尽可能多地找到经历过不同服务机构的其他家长，还应当从本领域的专业人员那里获取信息。要想寻找私人开业的特殊治疗，有关的专业学会或者专业协会应当有能力提供如何去找到当地合格的从业者的信息。

家长带着一系列问题去参观学校、疗养院，参观其他服务机构，是必不可少的。必须坚持等到所询问的问题都得到了满意的答复为止。从英国孤独症协会可以得到一些出版物，其中就一些基本的问题提出了种种建议。

大多数家长比任何其他人都更加了解自己的孩子。家长、教师或者养护者之间交换信息、互相学习，是非常有帮助的。家长自然想为自己的孩子争取最好的安排，他们这样的努力并没有错。可是，尽管很难做到最佳，但是却有助于保持一种平衡感，避免他们怀着世界上最美好的愿望，对服务机构提出不可能满足的要求。知道什么时候可以施加压力，什么时候要克制，需要冷静的判断。在强烈的情感掺杂进来的情况下，是很难做到这一点的。在这种情况下，跟某个有同情心又比较客观的人谈一谈这些问题，可能会有所帮助。有时候，妥协是必要的，但这并不意味着有孤独症障碍的儿童和成人要去过一种质量很差的生活。

志愿者协会的作用

各种志愿者协会都在帮助有各种各样的残疾儿童的家庭，以及本领域的专业人员方面发挥着特殊的作用。一些家长作为会员会获得各种各样的帮助。然而，这些家长中的许多人又会跟其他人一起努力开创为自己孩子服务的机构，并会提高这些机构的服务水平，从工作中获得满足并受益。

英国孤独症协会

英国孤独症协会原名孤独症儿童协会（Society for Autistic Children），是一群家长在 1962 年建立的。他们中的海伦·格林·艾莉森（Helen Green Allison）在电台的谈话节目《妇女时光》中把他们聚在一起，召开了创始会议。大家决定邀请家长和专业人员参加。人们很快就认识到，有许多儿童并不具备凯纳所描述的典型孤独症表现，但是他们有着相同的需要，所以会员就增加了，把这些孩子的家长也包括进来。后来随着会员人数的增长，年龄较大的孩子的家长也参加进来，成人的需要得到了确认，于是名称就改成了英国孤独症协会。现在组织结构上由全国的协会和大量的地方协会构成，几乎所有的地方协会都附属于全国的协会。

协会成立伊始的第一件委托事项就是为有孤独症的儿童建立一所学校。这一目标在 1964 年就实现了。那时，茜比尔·埃尔加（Sybil Elgar）开办了第一所协会的学校，现在这所学校仍然以她的名字命名。此后，全国协会和一些地方协会开办了更多的学校。人们的注意力开始集中到成人身上，茜比尔·埃尔加也是这一领域的开创者，1974 年她在萨默塞特宅第（Somerset Court）建立起全国协会的第一个寄宿社区。从此以后，其他的寄宿疗养院由全国和地方的协会建立起来。为这些学校和成人中心的工作人员和管理及支持委员会的成员们组织起了联席会议。

多年来，全国协会的规模稳步增长，所从事的工作范围也已经扩大。无法估量其价值的一个职能部门是咨询服务部，他们通过电话和信件为家长提供信息和咨询。大量的家长每天都在利用并非常重视这种服务。另一个部门为专业人员和有兴趣的家长提供有关孤独症障碍各个方面的一般信息。一份协会的会刊和通讯定期出版。协会还出版各种各样主题的小册子和散页印刷品，收藏有其他相关的图书和论文，还代为出售家长和本领域专业人员特别感兴趣的其他出版社出版的图书。通过媒体让公众了解孤独症，有助于提高公众对孤独症的了解和同情。

英国孤独症协会给诊断为有孤独症的学龄前儿童的家长群体举办"捷足先登者"（Early Bird）培训班。他们还开办"求救！"课程，向新诊断的儿童、少年和年轻成人的家长提供咨询、信息和支持。全国总部办公室和地区办公室配备工作人员，就教育和寄宿方面的规定以及从哪里去获得实际的帮助给家长提供信息和咨询。

协会为专业人员开办有关孤独症各个方面的课程，或者为家长和专业人员混合办班。协会旨在对医疗保健、教育和社会服务机构的管理者，以及护理专业的工作人员进行教育。

协会在鼓励政府建立各种服务机构方面发挥着自己的作用，并对增加与中央政府和地方政府之间的合作，联合开发各种各样为儿童和成人服务的项目，有着特别的兴趣。有些联合开发的项目已经启动。

英国孤独症协会已经开展了许多特殊的服务，并给予资助。在布罗姆利（Bromley）的埃利奥特之家（Elliot House）开办的社会交往与沟通障碍中心，为各个年龄段的人士提供诊断和评估服务，开办专业人员培训课程，参与诊断方法、评估方法以及孤独症谱系障碍分类等方面的研究。英国孤独症协会信息中心的一项活动是汇编计算机储存之资料，包括有关孤独症及相关学科的图书目录和论文目录，本领域专业人员的目录，以及研究项目的细节等。家庭服务工作人员向所在地区的家庭提供延伸帮助和支持，他们受到英国各地的任用。英国孤独症协会的各个地区办公室任用了地区的官员，跟当地的协会、地方政府、国民医疗服务信托基金会以及私人团体一起来考察各种需要，识别各种资源。他们还会设法确保地方政府承担起对孤独症障碍的法定职责，把提供的服务保持在高水平。英国孤独症协会的项目官员受到当地医疗保健和社会服务机构的资助，任用他们是为了从事特定的任务，发展为孤独症人士提供的各种服务。

支持性就业计划（Supported Employment Scheme）已经在本章的前面描述过了。为犯有罪行的孤独症障碍人士提供安全食宿的疗养院一事，也已经在前面提到过。对学校和接受成年孤独症障碍人士设施的鉴定系统已经建立起来。一个顾问小组也已经组建起来，对研究项目的道德层面进行评估，要求协会在寻找研究课题方面提供帮助。最近新开展的业务包括由受过培训的志愿者提供电话服务，他们就特殊教育需要提供咨询；专家出席教育仲裁法庭，为家长提供支持；培训志愿者跟有孤独症障碍的人士交朋友等。

除了所有这些功能之外，英国孤独症协会的工作人员始终跟上本领域的最新发展，跟全世界其他相似的协会保持联系，并帮助其他国家的一些团体建立起学校和其他服务机构。在有关设施工作的工作人员之间的交流，以及其他的互访活动也已经得到安排。英国孤独症协会是称之为"欧洲孤独症"（Autism Europe）的全欧洲孤独症协会的成员单位。

由于英国孤独症协会是一个志愿者团体，因此设有一个积极筹措资金的部门以支持其各项活动。

地方孤独症协会

一个拥有附属地方协会的全国性团体组成的系统，既有全国一致的方针，又保留地方层面更为紧密且非正式的关系。后者正是一个志愿者团体发挥作用，在其成员之间具有如此之高的积极性的力量来源。全国协会已经建立起，并将继续促进地区论坛（Regional Forum）。在这个论坛上，每一个地区的地方孤独症协会的代表聚集在一起交流思想，讨论计划。

地方孤独症协会为家长提供论坛来互相见面，跟专业人员进行正式或者非正式的交谈。一些协会组织社会交往活动，包括全家参与的活动。

许多地方协会已经建立起图书馆，出借图书、玩具以及其他设备，包括计算机，给各位成员。一些协会雇用自己的延伸服务工作人员来支持各个家庭。资金筹措始终是一项重大的活动，一些活动可能成为会员和当地居民的社会交往的机会。当地的接触既有利于资金筹措，又有利于地方服务机构的发展。一些地方孤独症协会已经建立起自己的学校、成人寄宿疗养院、资源中心，或者其他的服务机构。

其他志愿团体

孤独症障碍可能跟各种各样的其他发育障碍同时发生。存在着许多不同的特定疾病的协会，因而有孤独症障碍的儿童的家长也许会认为，除了联系或参加全国和地方的协会之外，联系或参加其他相关的协会也会有所帮助。举例来说，有结节性硬化症、注意力缺陷多动障碍、脆性X综合征以及听力和视力障碍的儿童的家长都有自己的协会和支持团体。一些能力非常高的有孤独症障碍的儿童的家长甚至参加了天才儿童协会。相关志愿团体的确切名称和其他细节，可以从英国孤独症协会的信息部获得。

后　记

　　作为跟有孤独症障碍的儿童和成人生活在一起，并为他们工作的人士，我们不得不设法去进入他们的世界，因为他们不能够找到进入我们的世界的途径。我们需要学会理解和感受孤独症人士的体验，为的是找出各种途径，来帮助每一个个体去应对陌生的社会交往规则系统。人们为之付出努力所能够得到的奖励，是对人类社会相互影响的更深入的了解，以及对儿童发展奇迹的正确认识。解读孤独症的钥匙，就是解读人类生活本质的钥匙。

扫描此二维码，获
取原书提供的更多
推荐资源

论 文 拾 珠

孤独症谱系障碍流行病学调查：患病率在上升吗?[①]

论文摘要

1943 年凯纳发表了他的原创性论文，此后的几十年中，一般都认为孤独症是一种罕见的疾病，其患病率（prevalence）大约为每万名儿童中有 2～4 人。然而，20 世纪 90 年代晚期以及本世纪进行的研究却报道说，根据确诊的年龄，在学龄前儿童之中，孤独症的发病率（incidence）每年都在增加；在特定年龄范围的儿童患病率也在增加。据报道，就整个孤独症谱系障碍来说，孤独症的患病率上升到每万名儿童中多达 60 人。本文就引起这种增长的原因进行了探讨，包括：①诊断标准的改变；②孤独症谱系障碍概念的扩展；③各项研究所应用的方法不同；④家长、专业人员及一般公众对孤独症谱系障碍的了解及认识日益增加；⑤专家服务的发展；⑥数量确实有增加的可能性。本文还提出了可能引起发病率真正上升的各种各样的环境因素：包括麻疹、腮腺炎及风疹的三联疫苗的接种等。文章指出，迄今为止，还没有任何一种环境因素（包括三联疫苗在内）被独立的科学研究所证实。而强有力的证据表明，复合的遗传因素在病源学上起着重大的作用。有证据提示，在大多数报道中，发病率及患病率增长的原因，在于诊断标准的变化；在于公众对孤独症谱系障碍的了解和认识日

---

①译注：Wing, L. and Potter, D. (2002) "The epidemiology of autistic spectrum disorders. Is the prevalence rising?" *Mental Retardation and Developmental Disabilities Research Reviews*, 8, 151–161. 本文是论文摘要及译者的阅读心得，原载《孤独症儿童康复动态》2004 年第二期。

益提高。至于发病率是否真的在上升，仍然是一个有待解决的问题。

附表 1：孤独症现患率调查

（以每万名儿童计，年龄范围各不相同）

	调查者	公布结果年份	调查地区	孤独症现患率/其他孤独症谱系障碍现患率[**]	鉴别孤独症/其他孤独症谱系障碍所使用的诊断标准
A 提供孤独症现患率的各项调查（某些研究含其他孤独症谱系障碍现患率调查）					
1	Lotter	1966	英格兰 Middlesex	4.5/ –	Kanner/ –
2	Brask	1970	丹麦 Aarhus	4.3/ –[#]	Kanner/ –
3	Treffert	1970	美国 Wisconsin	0.7/2.4	Kanner/DSM – II
4	Wing & Gould[***]	1979	英格兰 Camberwell	4.6/15.7[#]	Kanner/Triad
5	星野等	1982	日本 福岛	5.0/ –	Kanner/ –
6	Boman 等	1983	瑞典 Vasterbotten	3.0/2.6	Rutter/Rutter
7	石井、高桥等	1983	日本 丰田	16.0/ –[#]	Rutter/ –
8	McCarthy 等	1984	爱尔兰 E Health Bd	4.3/ –	Kanner/ –
9	Gillberg	1984	瑞典 Gothenberg	2.0/1.9	DSM – III / DSM – III
10	Gillberg 等	1986	瑞典 Gothenberg	3.3/14.3[#]	DSM – III / Triad
11	Steffenburg & Gillberg	1986	瑞典 Gothenberg	4.7/2.8	DSM – III / DSM – III
12	Steinhausen 等	1986	德国 西柏林	1.9/ –	Rutter/ –
13	松石等	1987	日本 久留米市	15.5/ –[#]	DSM – III / –
14	Burd 等	1987	美国 Dakota	1.2/2.1	DSM – III / DSM – III
15	田ぇ上等	1988	日本 茨城	13.8/ –	DSM – III
16	Bryson 等	1988	加拿大 Nova Scotia	10.1/ –[#]	DSM – III R/ –
17	Ritvo 等	1989	美国 Utah	4.0/ –	DSM – III / –
18	杉上、阿部	1989	日本 名古屋	13.0/ –[#]	DSM – III / –
19	Cialdella & Mamelle	1989	法国 Rhone	5.1/5.2	DSM – III /DSM – III
20	Gillberg 等	1991	瑞典 Gothenberg	8.4/3.2	DSM – III R/ DSM – III R
21	Fombonne & Mazaubrun	1992	法国 四个地区	4.9/ –	ICD – 10/ –
22	本田等	1996	日本 横滨	21.1/ –[#]	ICD – 10/ –
23	Fombonne & Mazaubrun	1997	法国 三个部门	5.4/10.9	ICD – 10/ ICD – 10
24	Arvidsson 等	1997	瑞典 Molnycke	31.0/15.0[#]	ICD – 10/ ICD – 10
25	Webb 等	1997	威尔士 S Glamorgan	7.2/ –	DSM – III R/ –
26	Sponheim & Skjeldae	1998	挪威 Akershus	3.8/1.4	ICD – 10/ ICD – 10
27	富田	1998	日本 东京	32.0/58.0[#]	ICD – 10/ ICD – 10
28	Kadesjo 等	1999	瑞典 Karlstad	60.0/60.0[#]	ICD – 10/Gillberg^
29	Magnusson & Saemundsen	2000	冰岛	8.6/4.6[#]	ICD – 10/ ICD – 10
30	Baird 等	2000	英格兰 SE Thames	30.8/27.1[#]	ICD – 10/ ICD – 10
31	Powell 等	2000	英格兰 W Midlands	16.2/17.5[#]	DSM – III R or ICD – 10
32	Kielinen 等	2000	芬兰 北部	12.2/1.7	DSM – IV/ DSM – IV

续表

	调查者	公布结果年份	调查地区	孤独症现患率/其他孤独症谱系障碍现患率 **	鉴别孤独症/其他孤独症谱系障碍所使用的诊断标准
33	Bertrand 等	2001	美国 Brick Township	40.0/27.0#	DSM – Ⅳ/ DSM – Ⅳ
34	Croen 等	2001	美国 California	11.0/ –	DSM – ⅢR or DSM – Ⅳ
35	Chakrabarti & Fombonne	2001	英格兰 Staffs Co.	16.8/45.8#	DSM – Ⅳ/ DSM – Ⅳ
B 孤独症及其他孤独症谱系障碍合并现患率的各项调查					
36	Fombonne 等	2001	大不列颠	26.1#	DSM – Ⅳ
37	Scott 等	2002	英格兰 Cambridge	57.0#	DSM – Ⅳ
C 阿斯伯格综合征及高功能孤独症合并现患率的各项调查					
38	Ehlers & Gillberg ****	1993	瑞典 Gothenberg	36.0 + 35#	Gillberg^
39	Webb 等	2000	威尔士 Cardiff	20.0#	ICD – 10

* 根据相关的各组诊断标准的定义，所指"孤独症"应包括婴幼儿孤独症、儿童孤独症以及孤独症障碍。

** "其他孤独症谱系障碍"，包括除"孤独症"以外的孤独症谱系障碍中的各个小类。

*** 参与调查对象的智商小于 70。

**** 斜体数字所标现患率指具有显著社会交往障碍，但又不具备阿斯伯格综合征全部特征的儿童数。

#被调查的人口数少于 50000 人。

Gillberg^指 Gillberg 为阿斯伯格综合征所拟定的诊断标准（Ehlers & Gillberg, 1993）。

附表 2：根据所使用的诊断标准整理出的每万名儿童现患率的平均数及范围（包括仅仅单独提供孤独症现患率的各项调查）

所使用的诊断标准	应用于孤独症调查次数	平均现患率	现患率范围	应用于其他孤独症谱系障碍调查数	现患率范围
Kanner	6	3.9	0.7 – 5.0	–	–
DSM – Ⅱ	–	–	–	1	2.4
Rutter	3	7.0	1.9 – 16.0	1	2.6
DSM – Ⅲ	9	7.0	1.2 – 15.5	5	1.9 – 5.2
DSM – ⅢR	3	8.6	7.2 – 10.1	1	3.2
DSM – Ⅳ/ ICD – 10	14	21.0	3.8 – 60.0	10	1.4 – 58.0
Triad *	–	–	–	2	14.3 – 15.7
Gillberg **	–	–	–	1	60.0

* 三合一障碍（Triad）诊断标准（Wing & Gould, 1979），现患率只统计智商低于 70 的儿童。

** Gillberg 制定的阿斯伯格综合征的诊断标准（第一版，Ehlers & Gillberg, 1993），现患率统计的儿童之智商不限。

学习心得

北京市孤独症儿童康复协会会刊 2003 年第三期曾报道：1986—2001

年在北京大学精神卫生研究所初诊的 1164 例孤独症儿童中，3 岁前来初诊的仅占 21.43%；3 岁后家长才发现的占 35.10%；发现与求治的平均时间间隔为 35.03 个月。据报道（Howlin，Asgharian，1999）：尽管家长开始担心孩子发育异常的时间已经提早，但专业人员对孤独症做出确诊的平均年龄为 5.5 岁，对阿斯伯格综合征做出确诊的平均年龄为 11.0 岁。

不同的学者分别在英国（Taylor，et al.，1999；Powell et al.，2000；Kaye et al，2001）和加利福尼亚（Dales et al.），对 20 世纪 80 年代、90 年代出生的患者进行了调查，他们均报道了孤独症谱系障碍的年度发病率在逐年上升。但这些调查都是根据以往诊断为孤独症儿童的病历，把诊断年月当作发病年月来计算的，而且，研究人员也并没有见到过这些患者。毕竟确诊年龄并非发病年龄，实际上计算发病率的困难，就在于个体发病年龄是极难确定的。而在估计社会所需要提供的服务量方面，提供患病率才是特别重要的。

孤独症的诊断无明确的测试方法。诊断是根据详尽的发育史，以及在结构化和非结构化情景中对其行为观察做出的。曾有学者（Kanner，Eisenberg，1956）在二十世纪 50 年代发表过一套婴幼儿孤独症诊断标准，强调两项行为特征作为充分必要条件：①孤独，对他人漠不关心。②孩子处于反复的生活常规中，强烈拒绝改变达到煞费苦心的程度。这些特征最晚在 24 个月之前呈现。20 世纪 70 年代有学者（Rutter，1978）提出儿童孤独症的诊断标准，规定最晚在 30 个月之前发病。

几十年来孤独症概念的变化，反映在美国精神病协会的《精神疾病诊断及统计手册》（DSM）及世界卫生组织的国际疾病分类（ICD）的各个版本中。孤独症在 ICD－10 中才首次被列入精神分裂症的一个小类。DSM－Ⅲ（1980）标志着儿童孤独症概念上的重大变化，它第一次引进了广泛发育障碍（PDD）这一术语作为总的类目，承认了由于阿斯伯格的著作是用德文发表的，不如凯纳的论文引人注目。早在 1979 年，洛娜·温和朱迪丝·古尔德就根据他们自己的研究和对阿斯伯格著作的兴趣，提出了孤独症障碍的谱系概念。他们指出：这种谱系障碍的共同特点是影响到社会交往、沟通以及与狭窄的兴趣和重复的活动相联系的想象力障碍。可是直到1994年出版的DSM－Ⅳ中，阿斯伯格综合征才首次明确作为"阿斯伯格障碍"列入"广泛发育障碍"的总类目下，同时保留了在DSM－Ⅲ－R中已经列出的PDD－NOS小类。DSM－Ⅳ和ICD－10在"重复活动"及"语言发育迟缓"等方面，不再坚持原有的严格标准，而且在DSM－Ⅲ－R标准中，就没有了"发病年龄在30个月以内"的上限。研究表明：凡是符合凯纳标准的儿童，都符合DSM－Ⅳ和ICD－10的标准；反之，符合凯纳综合征标准的儿童数，显著低于符合DSM－Ⅳ和ICD－10标准的儿童总数，仅占其中的33%~45%。

随着阿斯伯格综合征知识的传播，人们已经认识到，孤独症不仅可能与重度和极重度智障及其他发育障碍相联系，可能与任何一种精神疾病相联系，还可能在智力一般和高功能的孩子及成人身上发现。有研究者（Wolff，1995）对一批在儿童期呈现轻微孤独症谱系障碍特征、处于整个孤独症谱系中高功能一端的患者进行了跟踪研究，结果发现，这些人成年后，总体上说，情况是良好的，大多数能够独立，有些人甚至可能在工作中取得了较高的成就。只有少数人有精神疾病史、酗酒或吸毒史，或少年犯罪史。

人们提出过导致发病率增加的各种可能性，包括饮食构成、环境污染、抗生素应用、过敏、疫苗、汞中毒等。尽管到目前为止，没有任何一项可能性在科学上被证实过。但是20世纪90年代末期，媒体关于孤独症可能与三联疫苗接种有联系，关于可能与防腐剂中含汞有联系的宣传，倒是引起了公众的注意。这些对于促进人们对孤独症的了解和认识，起到强有力的推动作用。

迄今为止，还没有人发表任何有关有孤独症谱系障碍的成人的患病率的研究。要是说有孤独症谱系障碍的儿童数量从来就有那么多，那么那些成年患者又到哪里去了呢？曾有一项跟踪研究（Torben et al.，1999）对341名有孤独症谱系障碍的儿童进行了平均长达24年的跟踪研究，他们在14~48岁的患者中发现，大概的死亡率为3.5%，几乎是同龄普通人群预期死亡率的一倍。另有学者（Tantam，1988）对60名到精神病医生处就诊的患者进行了研究，他们就诊的原因是表现出社会性孤独和引人注目的怪癖。在对他们的病史进行了详尽的考察之后发现，60人中有 46 名符合孤独症障碍或阿斯伯格综合征的标准。还有人（Bejerot et al.，2001）发现，被诊断为强迫障碍的 64 名患者中，有 20% 具有明显的孤独症特征。文中还提到："要是能知道生活在各种接纳失业人群场所中的、那些无家可归的、在大街上流浪的人群中间孤独症谱系障碍的患病率有多少，那该多么有趣。可是迄今为止还没有这类研究发表出来。"

附录 2

最 新 观 点①

吉尔伯格：……如果让我来颁发孤独症研究的终身成就奖的话，洛娜是当之无愧的获奖人。她不仅是一位杰出的女性，而且是孤独症研究领域的领头人，在将近五十年中一直如此。特别不可思议的是，她总是对的，在所有的问题上都是如此。我就不是总是正确，这个领域里其他人也不行。但是如果读一下洛娜早期的论文，你会发现她从一开始就是对的，她从来就没错过。她在这个领域里之所以杰出，除了她一开始就正确以外，还因为她的理论经得起时间的检验。我们如果有任何问题不明白，只要回来问洛娜就可以了。

第一个问题，你认为孤独症的核心缺陷是什么，有没有一个测试能够告诉我们，这肯定是孤独症，那肯定不是孤独症？

温：我可以说，没有这样一个测试能够如此肯定。我也希望有这样一个测试，这样事情就好办多了。关于核心缺陷，这么多年来，我和我的同事们认为孤独症患者最核心的缺陷是缺乏社交直觉。我们认为社交直觉是社会互动、社会交流和社会想象力的基础。社会想象力是一个人在脑子里想象自己的行为会对自己和他人造成什么样的影响的能力。我们认为社会想象力是很重要的一条判断标准，很遗憾的是，美国《精神疾病诊断和统计手册》第 4 版和第 5 版（DSM – Ⅳ & DSM – Ⅴ）没有提及这一条。

另外，今天这个会议上的很多发言和讨论也让我思考了另一个问题。

①译注：本文是著名的瑞典孤独症领域专家吉尔伯格教授在 2011 年英国孤独症协会组织的一个会议上对洛娜·温的访谈内容。收入本书时内容略有删减。感谢听译者郑枫女士无偿提供译文。

孤独症患者的困难之一是他们无法把事实、概念、思考等迅速地整合在一起，并得出一个结论或者做出一个决定。他们在某一时刻只能想一件事，而普通人有时候只需几秒钟就可以综合考虑很多东西。我需要好好想想这个问题和社交直觉是什么关系，因为这确实也是一个非常基本的缺陷。我感谢与会者在过去的几天里就这个问题进行的讨论。

吉尔伯格：如果我们跟踪孤独症儿童直到他们成年，会发现很多问题在他们身上都消失了，但是信息处理速度的问题依然存在。很多事情他们不是不能做到，而是需要很长时间来做。在社交场合里，即使一个患者有着足够的社交经验，完全明白应该怎么做，还是需要很长时间来处理各种信息。关于社交直觉，我们是否知道它的机制是什么呢？

温：我想还没有人知道它的机制究竟是怎样的。我自己的一个特征是，我对动物着迷。我常常看关于动物的电视片。我发现动物也是有社交直觉的，比如，狮子就是社会化很强的动物，相比之下，老虎就喜欢独来独往，但是老虎还是会爱它们的虎崽子，这也是社交直觉。其他类型的动物，比如昆虫，它们也有某种社交直觉。社交直觉确实是生命非常奇妙而且非常重要的一部分，而我们对它几乎一无所知，我们不知道是大脑的哪一部分在起作用。

吉尔伯格：关于社会想象力，你已经研究很长时间了。有人根据你的观点推断，孤独症里的重复行为实际上是缺乏社交想象力的缺乏的一种表现。所以社会想象力的缺乏很可能属于孤独症的核心问题之一，特别是当孩子成为学龄儿童或者成年之后，我们会发现这成了最大的问题，因为这些人无法明白自己说的话和做的事会有什么样的后果。

温：是的。所以这些人老说大实话，完全不会考虑到这些话会得罪别人。

吉尔伯格：那么，你认为重复行为是不是不应该被写入诊断手册呢？

温：这很难说。很多有学习障碍的孤独症儿童重复行为就比较严重，在高功能的患者中这种行为就很少见，但是有些人也许只是在自己的卧室里才会有重复行为。

吉尔伯格：也许它不应该算核心问题？或者不应该被写入诊断标准？

温：也许吧。当然，诊断标准里必要的条件越多，符合标准的人就越少；条件越少，可以划进来的人就越多。

吉尔伯格：凯纳医生确实要求在诊断标准里必须包括"有仪式性行为"和"拒绝变化"，你认为这是必要的吗？会不会有的人虽然有孤独症，但并不拒绝变化？

温：有的人可能表现为非常着迷于某一件事，而不是表现为重复、仪式性行为。那些高功能的患者通常属于这一类。

吉尔伯格：就你早期提出的孤独症的三个要素来说，你一直强调的是"社会性"：社会交往、社会交流、社会想象力，而这和现在的孤独症定义不太一样。实际上，遗传学研究是支持你的说法的。从遗传的角度看，社交障碍和重复行为不一定相关，患者的智商越高就越能看出这个问题。所以，重复行为和社交障碍的相关性只在低功能的患者身上出现。

温：是吗？其实我们知道的实在是太少了。我们最好对这类问题持开放的态度。

吉尔伯格：你总是对一切都持开放的态度。过去，每当一个理论出笼，很多人都以为孤独症可以被解释了。当初心理理论提出来时，我就是这样感觉的，心想这回好了，我们总算知道孤独症是怎么回事了。现在，我不再这么认为了。当然，心理理论从某种意义上来说确实是一个大的突破，但是，我们研究得越深入反倒越糊涂了。现在，我们对大脑的了解比起十年前要多得多，所以我们知道的关于孤独症的那点东西就显得更加少得可怜。那么，你认为诊断孤独症最重要的判别标准是什么呢？

温：我的同事们，特别是朱迪丝·古尔德和我都认为，诊断上最最重要的是搜集从幼儿期开始的关于患者的详细的资料，当然如果是儿童，这可以从家长那里获得，如果是诊断成人，那就更困难一些，但是信息越详细越全面越好。我们不光搜集和孤独症相关的信息，比如社会交往和交流方面的表现，也要搜集其他各个方面的信息，比如语言发育、运动机能发育、感官发育、行为表现等，以便对这个人的发育状况有一个全面的了解。这是因为孤独症有各种不同的表现形式，它也可以和很多疾病共病。它不仅可以和任何生理疾病共病，和任何精神疾病共病，也可以和任何发育障碍共病。DSM－Ⅳ上说，如果已经有多动症的诊断就不能给出孤独的诊断，这是很荒唐的。我认为这是因为 DSM 系统和 ICD 系统是由专家委员会制造的。有句话我很赞成：委员会可以把骆驼定义成马。我认为让一个委员会来制定标准是最不靠谱的。规定孤独症不可以和其他障碍共存是错误的，实际上孤独症和其他障碍共存是非常常见的。要想写出一个好的评估报告，给出好的建议，以便最大限度地帮助患者，我们就必须对患者的各种问题都有所了解，也包括他有什么能力。

吉尔伯格：也要对患者进行观察吗？

温：是的。观察也是信息搜集工作的一个组成部分。

吉尔伯格：有些人认为诊断孤独症需要使用一些基于观察的诊断方式，比如 ADOS（Autism Diagnostic Observation Schedule）。你怎么看？

温：这些工具也是可以用的。我们是用心理测试，并且觉得很有效，因为它可以帮助我们了解患者。

吉尔伯格：我们谈谈孤独的干预吧。你对目前的主要的干预方法怎么看？

温：这个比较复杂。首先，制定干预方案的人必须对孤独症非常了解。如果一个人不理解孤独症患者的感受，他是无法制定出恰当的干预方案的。如果我们想获得患者的配合，就要从他们的长处和兴趣入手，在这个基础上和他们互动，而不是把注意力放在他们的错误和问题上，一定要从他们真正喜欢做的事情入手。要给他们营造一个有规律、有秩序的环境，用视觉的方式给他们提供各种信息，因为视觉图像对他们来说更容易理解，这样的环境就会使他们感到愉快和安全。然后，我们可以逐步地将他们有限的能力一个一个地慢慢地扩展，这需要很长时间，但是这样的方式可以让患者比较容易接受这个世界，不会感到那么恐惧。

吉尔伯格：你对一周 40 小时训练的干预方法有何看法？

温：如果它有帮助，那么也是可以的。但是，有时候这不可能做到，那么就需要在时间上在任务上做调整。

吉尔伯格：你觉得会不会在有些时候、有些情况下这种训练是不合适的？

温：是的。我从来不认为什么东西是万能的。在制定干预计划时，一定不要被现有的各种治疗方法或者药物等所误导，没有证据支持这些东西的疗效。我们唯一能做的是理解他们，一步一步地帮助他们学习在这个世界上生活。我们能取得多少进展取决于患者自身的能力。一般来说，功能越高的患者进展就越大，但是也不都是这样。

吉尔伯格：如果你回顾这50年或者80年来孤独症研究的进展，它对你自己的认识有没有影响呢？

温：当然有。我对孤独症感兴趣是因为我自己有一个孤独症女儿。虽说女孩得孤独症的比较少，但是她的孤独症是典型的凯纳症，非常典型。我以前以为孤独症都是像她这样的，直到我看到了阿斯伯格医生在1944年写的第一篇论文，这个观念才转变了。我不懂德文，但是我丈夫约翰·温（John Wing）懂德文，他读给我听，我们两个都非常感兴趣。当时我已经见过几个符合阿斯伯格医生描述的病人，所以我就开始了这方面的工作。

在那之前，我们以为孤独症患者都是低智商的。我和朱迪丝曾经在伦敦的坎伯威尔地区对低智商的儿童做了孤独症患病率的普查。在这个普查之后，我接触到了阿斯伯格医生的论文，见了几个阿斯伯格综合征患者。后来你①也参加了进来，用我们的方法对智商高于70的儿童做了普查，发现孤独症的患病率是我们的数据的三到四倍。所以我们才知道，孤独症在高智商人群中更为普遍。这彻底改变了我对孤独症的认识。

今天听了这么多的发言，我又有了很多新的想法，需要慢慢消化。所以，很高兴能参加这个会议。

吉尔伯格：谢谢你，洛娜。

扫描二维码获取
会议视频资源

---

①译注：此处指吉尔伯格教授。

译　后　记

（一）

世界上最早的孤独症协会是 1962 年由家长和专业人员组建而成的英国孤独症协会（National Autism Society）。洛娜·温（Lorna Wing）以医学博士和家长的双重身份参与了英国孤独症协会的创建，在长达半个世纪的漫长岁月中，作为一位著名的孤独症权威斗士，她把全部精力献给了孤独症事业。在她的影响下，英国孤独症协会始终旗帜鲜明地站在患者的立场上，为他们说话，争取各种服务，争取生存空间。

二十世纪 70 年代洛娜·温在坎伯威尔地区（原伦敦之一区）进行了世界上首次孤独症流行病学调查，正是在这一项寻找经典的凯纳氏孤独症儿童的大型研究过程中，她和朱迪丝·古尔德（Judith Gould）发现还有许多儿童在社会互动、沟通和想象以及重复行为模式方面，都有着共同的困难，关于孤独症谱系障碍（Autistic Spectrum）以及三合一障碍（Triad of Impairments）的概念即由此产生。这是一次权威性的变革，从此人们开始认识到了谱系障碍的概念，而不再仅仅局限于经典的凯纳氏孤独症。

1944 年，奥地利的精神科医生汉斯·阿斯伯格（Hans Asperger，1906—1980）以德语发表了关于阿斯伯格综合征（Asperger's Syndrome）的首篇论文，德语国家之外，很少有人了解他的研究，直到 1981 年，洛娜·温以英文发表了有关阿斯伯格综合征的论文，激起了各个英语国家对这种疾病的兴趣。她的上述成就已经充分反映在 1993 年世界卫生组织公布的 ICD-10 和 1994 年美国精神病学协会出版的 DSM-Ⅳ之中，两大权威诊断标准首次把阿斯伯格综合征明确列入"广泛性发育障碍"（PDD）的总类目下。

从英国医学研究理事会（BMC）精神病学组退休之后，洛娜和朱迪丝·古尔德一起建立了以她的名字命名的兼顾儿童及成年患者的"社会交往及交流障碍中心"，为患者提供诊断和评估，并为专业人员提供诊断培训。她们还共同设计了《社会交往及交流障碍诊断访谈量表》（Diagnostic Interview of Social and Communication Disorders，DISCO），这是一份可以与孤独症诊断访谈量表（ADI）媲美的诊断量表。

瑞典哥德堡大学儿童和青少年精神病学教授克里斯托弗·吉尔伯格（Christopher Gillberg）曾高度赞扬洛娜的成就，他说："如果让我来颁发孤独症研究的终身成就奖的话，洛娜是当之无愧的获奖人。她不仅是一位杰出的女性，而且是孤独症研究领域的领头人，在将近五十年中一直如此。……她在这个领域里之所以杰出，除了她一开始就正确以外，还因为她的理论经得起时间的检验。"

（二）

洛娜是一位与时俱进的专家，她的学术著述颇丰。1971 年付梓，1980 年再版的《孤独症儿童——家长与专业人员指南（*Autistic Children：a Guide for Parents and Professionals*）》是她的代表作之一。作为长期从事孤独症研究并有着丰富临床经验的著名专家和成年孤独症女儿的母亲，洛娜以其独具的双重视角写下的这本专著，由于观察细致入微，论述精辟透彻，建议实用可行，被誉为"具有巨大实用价值的经典教科书"[①]，曾被翻译成十多种文字，在世界各地出版，影响广泛。

1996 年，洛娜总结了 25 年以来孤独症领域的科研成果和临床经验，

---

①译注：引自 Baron-Cohen, S. and Bolton, P. *Autism：The Facts*. London：Oxford Uniuersity Press, 1993. 西蒙·巴伦-科恩（1958—），英国剑桥大学孤独症研究中心主任，精神病理学教授，三一学院研究员。

对 1971 年出版的《孤独症儿童》进行了全面改写,并改名为《孤独症谱系障碍——家长与专业人员指南(*The Autistic Spectrum：A Guide for Parents and Professionals*)》(由伦敦 Constable 出版社出版)。2002 年她又推出了"最新修订版",再次对全书进行了增补和更新。本书从 1964 年的雏形,到 2003 年的增补版,时间跨度长达 40 年,经过千锤百炼,是孤独症领域一部不朽的经典著作,是孤独症儿童的父母和亲属、保育工作者、特教教师、心理学家、医生及社会工作者不可多得的必修读物。

(三)

1993 年 12 月,以北京大学精神卫生研究所杨晓玲教授为会长的我国第一个孤独症儿童康复协会在北京成立。1994 年 1 月,我通过协会结识了离休干部金震同志,并从他手中拿到了 1985 年美国版的《孤独症儿童——家长及专业人员指南》(纽约 Brunner/Mazel 出版社出版),我在如饥似渴学习之余,深感有责任把这本书介绍给中国的家长和专业人员,造福我国 50 万孤独症儿童及其家庭。

由于杨晓玲教授的努力,拙译得以首先由协会内部印刷,并于 1995 年全国首届孤独症诊断及研究进展研讨会上与家长与专业人员见面。为了满足更多读者的需求,同样由于杨晓玲教授的努力,我得以和洛娜·温博士取得了联系。承蒙作者同意,并慷慨赠与版权,该书终于在庆祝协会成立五周年之际,由辽宁师范大学出版社正式出版,杨晓玲教授为之作序,这是我国大陆公开翻译出版的第一本孤独症专著。此书公开出版后曾先后两次印刷,早已告罄。

1995 年 8 月,洛娜为中译本作序,她说:"总有一天,人们会找到孤独症障碍的病因以及预防和治愈的手段。但在此之前,为了改善这些孩子及家庭的生活,我们还有许多工作可做。"2008 年,恰逢北京市孤独症儿童康复协会成立十五周年和洛娜·温博士八十华诞,我怀着一颗感恩的心,惦记着为协会、为洛娜、为中国的家长们再做些什么,这就是我根据洛娜赠我的最新版本重新翻译这本入门百科全书的缘由。

光阴荏苒，又是五年过去，当年洛娜与北京大学医学出版社签订的合同已届期满，长期从事孤独症专业出版工作的编辑刘娲女士建议洛娜与华夏出版社另签合同，由她负责再次进行加工完善，作为迎接协会成立20周年的微薄献礼。这一次，我们特意收入了2011年3月洛娜在英国孤独症协会组织的一个孤独症专业工作者会议上接受吉尔伯格教授访谈的内容，因为这次访谈涉及她对当前一系列重大争议问题的看法，反映出她作为一个脚踏实地的专家的一贯严谨和敬业的作风。

洛娜是我们协会的高级顾问和亲密朋友，20年来，她始终关心中国孤独症事业进展和孤独症患儿及其家庭的生存状况。2008年汶川地震时，她第一时间发来慰问邮件，关心询问我和我的同事是否平安。西方谚语说，"患难之交是真正的朋友"，在我的心中，洛娜永远是尊敬的专家、长者和挚友。

我们协会曾四次邀请洛娜来北京访问，可惜由于"非典"，她本人及其丈夫健康等原因终未成行。2007年6月，洛娜的亲密同事朱迪丝·古尔德代表她应邀出席北京孤独症论坛及研究进展研讨会，受到杨晓玲会长、北京大学精神卫生研究所领导的热烈欢迎，她还带来了洛娜为大会专门撰写的献词。朱迪丝在两场专题报告中全面介绍了她们四十多年来的科研成果以及第十次修订版的DISCO量表，给与会的美国、日本以及两岸三地的专家和家长留下了极为深刻的印象。

（四）

从我首次手捧《孤独症儿童》一书，到《孤独症谱系障碍》改由华夏出版社再版，二十年过去，华夏大地发生了巨大的变化。随着经济发展和社会进步，家长和专业人员多年来的奔走、呼吁有了初步的结果。国家已经陆续出台了惠泽包括孤独症群体在内的一系列政策，媒体的宣传报道也已达到了空前的规模，这是一个良好的开端，但关键在于具体落实。愿越来越多的孤独症儿童和成人，得到全社会更多的理解、关怀、帮助和尊重，共享和谐社会和改革开放的成果。

　　孩子刚刚被确诊为孤独症的时候，家长们那种悲伤、负疚、无助、无奈的心情我感同身受。家长们东奔西走，倾其所有、所能寻求帮助自己的孩子的良方，尤其是对无力支付昂贵培训费用的几十万中低收入家庭，我寄予无比的同情。这本书就是献给他们的。当然，我也希望能够如洛娜所愿，在中国的家长和专业人员之间架起一座相互理解的桥梁。

　　让我们铭记并感恩全世界的孤独症谱系障碍人士和他们勇敢坚强的家人，他们每天都在教给我们孤独症的知识，他们提升了我们这些有幸了解他们、和他们一起工作的人们的精神世界。值得欣慰的是，上海的家长在第六个世界孤独症日前夕接受《解放日报》记者采访时说："我们会一直呼吁社会对孤独症孩子学习、就业、看护、养老等多方面的重视，就算此生看不到，让后来人受益，也已无憾。"这是一种"前人栽树，后人乘凉"的崇高境界，是我们的一面镜子。

　　感谢洛娜·温博士，感谢杨晓玲教授，感谢一切关心、爱护、帮助和尊重孤独症儿童及其家庭的专业人士和爱心人士。

孙敦科

2013 年 4 月第六个世界孤独症日

于辽宁师范大学

回顾、感恩、展望：写在 2017 年重印前

　　《孤独症谱系障碍》一书的编辑刘娲日前告知，由于库存所剩无几，即将重印《孤独症谱系障碍》，邀我再写点什么。

　　曾几何时，世界孤独症事业不朽的旗手洛娜·温博士的音容笑貌犹存，然而我们却再也不能聆听她的教导了。

　　2014 年 6 月 11 日，英国孤独症协会官方网站公告："我们沉痛宣告：英国孤独症协会创始人之一、名副其实的开拓者——洛娜·温博士于上周五与世长辞。""20 世纪 70 年代，洛娜·温博士提出了孤独症乃是一种谱系疾病的概念，随后创造了'阿斯伯格综合征'这一术语。她的事业彻底改变了人们对待孤独症的态度，因此，她的影响遍及全球。""她是一位科研工作者和临床医生，也是一位孤独症人士的母亲。她矢志不渝地倡导人们要正确理解孤独症人士及其家庭，并为他们提供完善的服务。""英国孤独症协会无比感激洛娜·温博士，感激她非凡的聪明才智，感激她炽烈的爱心，感激她在开创性事业中体现的卓越洞察力。我们将深深怀念她！"

　　英国孤独症协会会长简·阿舍（Jane Asher）说："……我极为荣幸，从很可能是世界上最伟大的权威人士那里了解了孤独症，多年以来，我一直是她的朋友和忠诚的仰慕者。我会非常怀念她，因为孤独症界失去了一位最伟大、最重要的人物。"

　　国际孤独症研究协会会长弗朗西丝卡·哈佩（Francesca Happé）说："任何一位研究孤独症的学者，许多与孤独症人士一起生活和工作的人们都知道，我们应该归功于洛娜的太多太多……她的睿智，她的热情，她在知识传播方面表现的慷慨大度打动过很多人的心，孤独症界应该归功

于她的实在太多。"

无论在英国人亚当·费恩斯坦（Adam Feinstein）所著《世界孤独症史》（*A History of Autism：Conversations with the Pioneers*，2010）中，还是在近两年的美国畅销书《神经部落》（*Neurotribes：The Legacy of Autism and the Future of Neurodiversity*，Steve Silberman，2015）、《孤独症的故事》（*In a Different Key：the Story of Autism*，John Donvan，Caren Zucker，2016）中，洛娜·温都是绕不过去的历史人物，她的贡献都占了浓墨重彩的篇幅，因为她属于全世界。

我们崇敬洛娜·温，"除了她一开始就正确以外，还因为她的理论经得起时间的检验"。（Gillberg，2011）

2011 年 1 月 4 日 "孤独症之声"（Autism Speaks）首席科学家杰拉尔丁·道森（Geraldine Dawson）回眸 2010 年孤独症领域 10 项科研进展时提到："这些称之为共同注意（joint attention）的技能，在孤独症幼儿身上受到显著损害，因此，一向是早期干预计划的目标。"而早在 60 年前，洛娜早就敏锐观察到，她的有孤独症的女儿苏珊与同车厢旅行的另一婴儿的差别正在于此。

20 世纪 80 年代，洛娜在获悉并向英语世界介绍阿斯伯格的研究之后，结合她跟朱迪丝·古尔德在 60 年代实地调查的发现，她敏锐地注意到，存在社会交往障碍的不仅仅局限于凯纳氏症患者，还包括更大的群体，最初她称之为孤独症连续体（continuum），随后她发现不确切，重新提出谱系的概念取代之。在可预见的将来，人们必将准确领悟到这一取代的意义。正如赤橙黄绿青蓝紫的光谱序列一样，孤独症谱系可能也是一个序列，除了两端的凯纳综合征和阿斯伯格综合征以外，那些在 DSM–Ⅳ 中被笼统列为未特定的广泛发育障碍，随着人们认识的深入，有可能被进一步判别为若干细分。

在过去的 80 年中，科学家的研究曾几度误入歧途，误导和损害了众多孤独症患者及其家庭的生活。20 世纪 40 年代晚期，美国精神病学家声称他们找到了孤独症的病因：冷酷的父母，尤其母亲，缺乏对自己孩子的爱。连最先研究孤独症症状的少数精神病医生之一的利奥·凯纳都曾一度放弃了他最初关于孤独症与生俱来的理论，赞同后来称之为"冰箱母亲"的假说。在这一假说大行其道的 20 世纪五六十年代，在先入为主的偏见与臆断的误导下，孩子们被送进教养院，被以良好愿望的名义施以电击、体罚、迷幻药物等，境遇极其悲惨。

而在大西洋的彼岸，作为意志坚强的母亲和热心的活动人士，洛娜·温以科学工作者的良知和真知灼见对"冰箱母亲"假说予以一针见血的驳斥："那些孤儿院里的孩子为什么没有孤独症？"

我们感恩洛娜，由于她和世界各国几代家长们的努力，20 世纪 90 年代以来，人们对孤独症的认识发生了极大改变。孤独症已经从令家族蒙羞的诊断转变为被广泛接受的症状，其受社会关注和得到倡导的程度超过了其他任何疾病。中国的家长，虽然起步晚了近 40 年，但因此得以避免了最大的弯路，这是值得庆幸的。从维生素疗法、拥抱疗法等出现，到三联疫苗说等盛行并引起激烈争论的岁月，洛娜始终以务实科学家的审慎态度冷静对待。她一再告诫我们不要盲目跟风，"我从来不认为什么东西是万能的……一定不要被现有的各种治疗方法所误导，没有证据支持这些东西的疗效"。她指出："真正的进展在于：人们懂得了应该如何去创造一种环境，创造出能够使障碍降低到最低限度，使潜在能力得到最大限度发挥的日常计划。"

从《孤独症儿童》到《孤独症谱系障碍》，这部为我们指点迷津的孤独症启蒙教材和百科全书，反映了洛娜始终不改初心，为包括成人在内的整个孤独症群体倾注的毕生心血。2011 年，她接受吉尔伯格教授（Christopher Gillberg）的访谈，实际上是给全世界孤独症人士及其家庭的一份厚重的遗嘱，是对所有从业人员的一份郑重嘱托。

今天，在孤独症领域工作的研究者和从业者，绝大多数都有强烈的愿望帮助孤独症患者及其家庭，思考怎样更好地转化他们的能力为有意义的就业和工作服务，希望让他们过上更安全、更健康、更幸福和更有意义的生活。面对这样重大的社会责任，或许我们也应该问一问自己："20 年后我会不会后悔今天做的事情？"

也许，这才是我们对洛娜最好的怀念！

图书在版编目（CIP）数据

孤独症谱系障碍：家长及专业人员指南/（英）洛娜·温（Lorna Wing）著；孙敦科译. --北京：华夏出版社，2022.1

书名原文：The Autistic Spectrum: A Guide for Parents and Professionals

ISBN 978-5222-0137-5

Ⅰ．①孤… Ⅱ．①洛… ②孙… Ⅲ．①小儿疾病－孤独症－康复训练－指南 Ⅳ．①R749.940.9-62

中国版本图书馆 CIP 数据核字（2021）第 120739 号

Autistic Spectrum: A Guide for Parents and Professionals

© Lorna Wing 2001

Simplified Chinese translation copyright © Huaxia Publishing House Co,. Ltd. 2013, 2022

北京市版权局著作权合同登记号：图字 01-2013-1720 号

孤独症谱系障碍： 家长及专业人员指南

作　　者　［英］洛娜·温
译　　者　孙敦科
责任编辑　刘　娲　李傲男
责任印制　顾瑞清

出版发行　华夏出版社有限公司
经　　销　新华书店
印　　装　三河市少明印务有限公司
版　　次　2022 年 1 月北京第 1 版　　2022 年 1 月北京第 1 次印刷
开　　本　720×1030　1/16 开
印　　张　15.75
插　　页　3
字　　数　218 千字
定　　价　59.00 元

华夏出版社有限公司　　地址：北京市东直门外香河园北里 4 号　　邮编：100028
网址：www.hxph.com.cn　　电话：（010）64663331（转）
若发现本版图书有印装质量问题，请与我社营销中心联系调换。